Mãe, como se educa um filho?

Narrativas e pensamentos atuais de uma mãe dos anos 70

Mãe, como se educa um filho?

Narrativas e pensamentos atuais de uma mãe dos anos 70

Rose Rizkallah Nahas

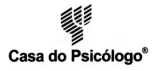
Casa do Psicólogo®

© 2009 Casapsi Livraria, Editora e Gráfica Ltda.
É proibida a reprodução total ou parcial desta publicação, para qualquer finalidade, sem autorização por escrito dos editores.

1ª edição
2009

Editores
Ingo Bernd Güntert e Christiane Gradvohl Colas

Assistente Editorial
Aparecida Ferraz da Silva

Projeto Gráfico, Capa e Produção Gráfica
Ana Karina Rodrigues Caetano

Editoração Eletrônica
Sergio Gzeschnik e Ana Karina Rodrigues Caetano

Revisão
Christiane Gradvohl Colas e Jerome Vonk

Fotografia da autora
Maurício Nahas

Dados Internacionais de Catalogação na Publicação (CIP)
(Câmara Brasileira do Livro, SP, Brasil)

Nahas, Rose Rizkallah
  Mãe, como se educa um filho? : Narrativas e pensamentos atuais de uma mãe dos anos 70 / Rose Rizkallah Nahas. — São Paulo : Casa do Psicólogo®, 2009.

  Bibliografia.
  ISBN 978-85-7396-622-0

  1. Afeto (Psicologia) 2. Amor 3. Educação de crianças 4. Emoções 5. Família - Aspectos psicológicos 6. Mães e filhos 7. Maturidade emocional 8. Pais e filhos 9. Papel dos pais 10. Relações interpessoais I. Título.

08-08871   CDD-158

Índices para catálogo sistemático:

1. Educação de filhos : Pais e filhos : Psicologia aplicada   158

Impresso no Brasil
Printed in Brazil

Reservados todos os direitos de publicação em língua portuguesa à

Casapsi Livraria, Editora e Gráfica Ltda.
Rua Santo Antônio, 1010 Jardim México 13253-400 Itatiba/SP Brasil
Tel.: (11) 4524.6997 Site: www.casadopsicologo.com.br

Aos meus filhos
Caio Sergio
Tatiana
Cristiano Sergio

Meu especial agradecimento é para meus filhos, por serem o tema desta obra, por terem me auxiliado a escrever muitos tópicos do livro e, principalmente, por me incentivarem sempre, em todos os planos; eles são o motivo da minha alegria e do meu orgulho. Quero agradecer também a meu marido Sergio por todo o seu apoio e compreensão nas diversas fases da elaboração desta obra.

É importante também pensar em meus pais, ambos já falecidos, e lembrar suas personalidades. Não tiveram uma formação acadêmica formal, mas souberam me dar uma excelente educação e uma instrução variada. Seus ensinamentos perduram até hoje

Também agradeço aos meus auxiliares de casa e do consultório, por todo o apoio que recebi deles, e por fazerem com boa vontade tarefas que seriam minhas, quando me percebiam ocupada com o livro.

Quero tornar público também o meu agradecimento a diversas pessoas, profissionais ou grandes amigos, que tiveram a gentileza de revisar o texto, nas inúmeras fases e momentos de sua elaboração, e fazer seus comentários; além disso, sempre me incentivaram a escrever e me ajudaram a encontrar a palavra adequada, mais esclarecedora das idéias e dos sentimentos que eu queria explicitar. São elas, salvo algum esquecimento inadvertido: as psicólogas

Agradecimentos

Helena Maffei Cruz, Marília de Freitas Pereira, Célia Bernardes, Naira Morgado, Marilene Grandesso, Camila Paiva Petean, Heloisa Milani, Maria Teresa Rizkallah, Clélia Maria Maia, as fisioterapeutas Arlete Bernal e Karina Jacomelli, Marina Delliveneri Manssur, Maria Lucia Naccache Cassia e familiares, Mario Rizkallah, Adriana Rizkallah, Albertina Nahas, Flora Naccache, o pediatra Anthony Wong, Eliane Nahas, Pedro Paulo de Senna Madureira, e Dóris Soares de Carvalho.

Há numerosos profissionais e amigos, que, com seu exemplo amplificador e suas palavras sábias, fizeram uma enorme diferença em minha vida. E embora não tenham me ajudado diretamente na feitura desse livro, foram sempre grandes colaboradores na minha vida e na minha profissão. São tantos que, seguramente, esquecerei de citar inúmeros; são psicoterapeutas, supervisores, professores e amigos. Lembro-me agora de: Madre Cristina (já falecida), Bernardo Blay Neto (já falecido), Carlos Gioielli, Oswaldo di Loreto, Vera França, Gladis Brun, Mari Carpossi (já falecida), Maria Alice Franciosi, Cecília Toledo, Áurea Maria Carvalho, Vânia Yazbek, Azair Terezinha Vicente, entre outros.

Quero fazer um agradecimento a Christiane Gradvohl Colas, minha editora, que sempre me esclareceu quanto aos diversos itens de um livro e colaborou brilhantemente na configuração global deste. E a Jerome Vonk, também editor, que muito me auxiliou na elaboração final do texto.

As jornalistas Ligia Pagenotto e Jô Reis leram o texto completo, e, assim, puderam acrescentar um sentido a este, tornando inteiro e global o que antes me parecia uma série de lembranças e vivências do passado. Suas palavras preciosas encontram-se na Introdução e nas "orelhas" deste livro.

Agradecimentos	7
Prefácio	11

Como eu educo um filho?

Introdução	15
O momento	15
O tema principal	17

Questão inicial: como se educa um filho?	21

Reflexões iniciais: muitas questões e alguns caminhos — 23

São meus filhos bem-educados?	23
Viés 1	24
Viés 2	24
Infância e adolescência	25
O pai	26
Eu	28
Valores	30
A família	32
Diálogo	34

Conversando com meus filhos — 35

Disponibilidade	35
O que é disponibilidade	35
Por que eu estava disponível?	38
Escolhas e influências	44

Sumário

Situação atual	46
Sensibilidade	58
Limites	64
A conquista da sexualidade	76
Alegria	85
Autoconhecimento e transparência	94
Independência e liberdade	100
Confiança e respeito	104

O ninho vazio 113
Poesia 115

Conclusão – Algumas coisas que aprendi ao longo dessa vida 117
Minhas escolhas 117
A relação com meus filhos 119
A relação com meus pais 122
A relação com meu marido 123
E os netos? 124

Toda mãe sabe a dor e a delícia de ser o que é

Criar filhos sempre foi um desafio. Só os tendo para sabê-lo. Mulheres que foram educadas em famílias autoritárias demais, no geral, quando se vêem no papel de mãe, querem fazer diferente com seus filhos, dando-lhes mais liberdade. O inverso, muitas vezes, também acontece.

Mas qual a melhor educação para as crianças no mundo de hoje, onde tudo parece acontecer rápido demais? Como dosar com sabedoria, liberdade, bom humor, respeito, autoridade e amor? Alguém tem a receita?

A terapeuta familiar Rose Rizkallah Nahas se propôs a mostrar a sua. Mas não se trata de uma receita que deva ser copiada. Muito menos uma fórmula ditada por alguém que entende – e muito – de crianças e de família.

Rose apenas deixa claro o que todas já sabemos, mas, muitas vezes, no atropelo da vida, nos esquecemos de pôr em prática: criança gosta mesmo é de ser amada. E isso não significa que a mãe deve dar tudo o que pede, mas sim ter disponibilidade para este filho. A fórmula de Rose parece que funcionou.

Prefácio

Seus filhos – dois rapazes e uma moça, hoje na faixa dos trinta anos – sempre foram considerados um exemplo de educação. E por trás disso nunca carregaram a fama de chatos. E mais: Rose nunca fez da educação um cavalo de batalha. Para ela, sempre foi um processo natural.

Você deve estar se perguntando: como ela conseguiu?

Quando Rose foi mãe – no final dos anos 70, começo dos 80, eclodia o movimento *hippie* no Brasil, talvez um pouco tardio em relação ao mundo. Também foi o período em que o Brasil viu consolidar a *disco music*, vivia o auge do *rock* pesado, da apologia às drogas e os anos de chumbo da ditadura militar. É um tempo marcado pela liberdade excessiva de costumes, um contraponto ao governo autoritário. Neste contexto, Rose Rizkallah Nahas, criada numa família tradicionalíssima, casou, engravidou, deu à luz e passou a exercer a maternidade em toda a sua plenitude.

Quem lê o livro não tem dúvida: Rose nasceu para ser mãe, tamanho seu desvelo e dedicação aos filhos. Talvez o amor desprendido e incondicional por sua cria seja mesmo a receita desta terapeuta familiar, que nunca achou ruim nem mesmo trocar as fraldas de seus filhotes ou acordar de madrugada para lhes dar atenção.

Na sua época de mãe, era comum que mulheres de seu grupo social tivessem uma enfermeira à disposição dos bebês, além dos outros empregados. Rose quis fazer diferente, recusou a enfermeira, e esse ato simbolizou, talvez, toda a disponibilidade de alma que esta terapeuta sempre teve para a família.

No livro, o que vemos são pequenos fragmentos de situações vividas por Rose com seus filhos. Eles participam de forma idealizada – os diálogos foi o recurso que ela utilizou para lhes dar vida na obra. Não são literais, mas nem por isso deixam de ser reais – ela baseou-se nas conversas com os três para mostrar como abordou determinados temas com eles, especialmente os mais delicados. Os filhos aprovaram a fórmula.

Sua independência, autonomia, respeito e amor à mãe e à vida são a prova de que foram bem-educados. Receba de mente e coração abertos a história de Rose. Ela tem muito a nos ensinar.

Maria Lígia Pagenotto, jornalista, mãe de dois filhos

Introdução

O momento

Em determinado momento de minha vida, aos sessenta anos de idade, achei que estava na hora de fazer um balanço do que eu havia realizado, e refletir sobre a maneira como tenho vivido. De acordo com o ditado popular, para se sentir completa, uma pessoa precisa ter um filho, plantar uma árvore e escrever um livro; eu já tinha tido três filhos, plantara algumas árvores, mas faltava escrever um livro. Pensei, então, em escrever um texto que mostrasse, de forma geral, uma reflexão sobre a minha própria vida, e, mais especificamente, sobre a educação dos meus filhos.

Tive, nessa ocasião, o agravamento de uma rara moléstia motora, que deixava mais lentos e descoordenados os meus movimentos, mas que não afetou o meu intelecto; era uma situação com a qual tinha convivido relativamente bem durante cerca de vinte anos, mas agora a piora da doença, que é progressiva, tornava impossível que eu me movimentasse de forma autônoma, como antes. Eu tinha, nesse momento, mais dificuldades em realizar o meu trabalho de psicóloga clínica, necessitando sempre de uma pessoa que me ajudasse a andar, e precisei posteriormente do auxílio de uma cadeira de rodas; mas não estava impedida de pensar e escrever os meus pensamentos. O computador, essa máquina maravilhosa, muito me auxiliou em diversas tarefas do cotidiano, e especialmente na digitação de minhas idéias.

Meus dias passaram a ser preenchidos com várias horas dedicadas ao meu tratamento: fisioterapia, fonoaudiologia e terapia ocupacional; sobrava pouco tempo para exercer minhas antigas funções como psicóloga. Eu estava, também, devido à minha doença, sem as possibilidades de trabalhar como antes, atender aos pacientes no meu consultório e dar aulas e supervisões, particulares e no Instituto FAMILIAE[1], atividades essas muito prazerosas para mim. Mas, pensei que poderia, escrevendo, continuar a me sentir viva e útil, ao refletir sobre meus passos e, também, relembrar alguns fatos que aconteceram numa fase em que eu fui tão feliz. No meu entender, estaria, também, sendo útil aos outros, porque poderia contar a minha experiência pessoal sobre um assunto difícil, mas em relação ao qual me achava apta a discorrer: a educação dos filhos; poderia contar minhas experiências e ajudar os leitores a refletir sobre suas idéias.

Escrevo, portanto, sobre a educação de meus filhos, nos anos 70, quando eles eram pequenos. Muita coisa se modificou dessa época até hoje, e acho bom fazermos uma retrospectiva desse momento e compará-lo com a situação atual.

---

[1] Instituto FAMILIAE - No início, em 1991, era uma instituição voltada ao ensino e pesquisa em terapia familiar sistêmica, e hoje é também uma organização sem fins lucrativos, ligada ao atendimento psicológico de famílias e da comunidade em geral, e ao estudo e a oficinas de Mediação.

O tema principal

Atualmente, há muita discussão sobre este tema, a educação. Algumas pessoas são tolerantes, condescendentes com as crianças, outras são mais rígidas, intransigentes; mas todas ficam inseguras, não sabem que atitude tomar, quando se trata de lidar com os próprios filhos. Na época em que criei os meus filhos, os pais eram, em geral, mais autoritários do que hoje em dia (e alguns jovens de então sofreram intensamente as conseqüências dessa rigidez), enquanto que hoje, em geral, quase só encontramos crianças sem limites, "donas" de seus pais.

Penso que o fato de que muitos conhecidos soubessem de minha experiência clínica como terapeuta familiar e achassem meus filhos "bem-educados", levou-os, em muitos momentos, a me perguntar qual seria a conduta mais adequada frente a alguma situação específica com seus filhos, e também a questionar sobre a melhor forma de educar uma criança.

Considero-me uma pessoa bastante reflexiva, gosto de pensar a respeito de minhas experiências cotidianas e minhas condutas anteriores. Assim, a idéia de organizar em palavras essas vivências sobre educação deve-se também à vontade de repensar e compreender melhor minhas atitudes e, a partir dessa revisão, entender de maneira mais ampla o meu passado e o meu presente; essa idéia deve-se também à vontade de tornar mais atualizadas e contemporâneas as minhas posturas na vida.

Acredito que a minha maneira de tratar meus filhos não foi necessariamente boa ou ruim, adequada ou inadequada, mas levou consigo o meu rótulo, a minha maneira de ser, a minha história, a minha visão de mundo naquele momento específico; imagino, assim, que minha forma de trabalhar foi, como a de todos os indivíduos, muito pessoal, determinada em grande parte pelas minhas vivências.

Considero que cada um possui uma forma original, peculiar, de agir em determinadas situações; tem sua própria visão que provém da civilização em que está inserido, de seu meio social e familiar e de suas experiências pessoais. Mas acho muito enriquecedor conhecer a maneira pela qual o outro se conduziu, para refletirmos e encontrarmos, nesta somatória, o nosso modo de ser. O resultado final é, em geral, uma combinação das diversas experiências dos outros com nossas próprias reflexões.

Usando como base fatos ocorridos na infância e juventude de minhas crianças, bem como estórias contadas por amigos, e conhecimentos teórico-práticos, escrevo este livro, principalmente, em forma de um diálogo com meus filhos. Relato, também, minhas reflexões e pensamentos como mãe, profissional, e amiga; minhas dificuldades, crenças e lutas. O tema foi enriquecido com meu embasamento teórico conseguido através de estudo pessoal, grupos de reflexão e diversas supervisões; também como minhas experiências práticas como psicóloga individual e de famílias, e como professora e supervisora de terapia familiar no Instituto FAMILIAE. Preciso salientar, porém, que as minhas considerações sobre minhas idéias e ações de quando os meus filhos eram crianças, são uma reconstrução dos fatos feita atualmente, e decorrem de uma tentativa realizada *a posteriori* de organizar meus pensamentos.

Considero que foram extremamente importantes, para minhas tarefas como mãe e psicóloga (assim como para todas as situações da minha vida), as muitas conversas com amigos e pessoas mais experientes do que eu. Este foi mais um motivo que me levou a pensar que, assim como eu havia me beneficiado com a experiência de outros, também teria algumas coisas para contar às pessoas, e elas poderiam se favorecer com meu relato.

É bom ressaltar que mesmo quando coloco, neste texto, algumas posições e entendimentos com bastante firmeza, de forma enfática, eles são decorrentes de muitos momentos de vivência pessoal que os transformaram em fortes crenças. Na verdade, há algumas situações que eu já vivi e sobre as quais pensei e repensei tantas vezes que é impossível não ter, a essa altura, uma opinião formada sobre seu significado, suas conseqüências e a maneira de abordá-las. É por isso que me torno tão categórica ao escrever a respeito de determinados assuntos, embora saiba que cada um entende e reage aos fatos de uma maneira bastante pessoal. Estas afirmações, portanto, podem e devem ser ponderadas pelos leitores e confrontadas com sua própria experiência.

Concluindo, penso que cada família se constitui de uma maneira, e cada situação merece uma resolução especial. Este ensaio é, assim, um convite aos leitores. Convido-os a refletir sobre o que lerão, sobre sua própria experiência de vida, sua história e suas possibilidades, assim como eu mesma refleti, também, ao escrever, e ainda o faço agora. Espero que essa leitura possa vir a ser de alguma ajuda para pais e filhos.

Questão inicial: como se educa um filho?

– Mamãe, como se educa um filho? – perguntou, outro dia, o meu caçula, hoje (2008) com vinte e oito anos.

E eu respondi com outra pergunta: – O que você quer dizer com o termo "educar"?

Ele disse que não sabia exatamente o significado do termo "educar", mas achava que era a maneira pela qual os pais e outras pessoas próximas às crianças transmitiam-nas seu jeito de ser, mostravam algumas condutas, na infância e adolescência dos filhos; e que essa maneira de ser se repetia e se refletia no comportamento dos jovens, na própria infância e nas fases posteriores da vida adulta. Explicou que estava interessado em conhecer a maneira pela qual eu, seu pai, e algumas pessoas próximas, havíamos nos conduzido em relação a ele e seus irmãos, para que muitas pessoas dissessem que eles eram "bem-educados". Meu filho explicitou ainda – o que me parecia claro – que gostaria de refletir sobre maneiras de atuar em relação a seus filhos, quando os tivesse. Acrescentou também que gostaria de saber fatos interessantes ou curiosos sobre sua vida de menino, alguns acontecimentos dos quais não se recordava, mas gostaria de rememorar.

São meus filhos bem-educados?

Realmente, pensei, diversos conhecidos me chamavam a atenção para o fato de considerarem meus filhos como jovens "bem-educados", responsáveis, calmos e muito sensíveis em relação às próprias necessidades e às necessidades dos outros; e, não eram "nerds", ao contrário: tinham muitos amigos, de diversas idades.

E esses conhecidos, em geral, diziam a meus filhos e a mim que isso que chamavam de "boa educação" deveria ser a resultante, em grande parte, da maneira como meus filhos haviam sido tratados na infância e na adolescência.

Muitas pessoas já me haviam feito esta pergunta sobre a educação; mas, quando meu filho fez a mesma pergunta, afirmando sentir-se ajudado pela educação que recebera, achei que estava na hora de pensar e escrever sobre o assunto. E imaginei que outras pessoas gostariam de ler, pensar e refletir também sobre o tema educação e nos acompanhar nesta viagem.

Como meu filho já intuíra ao me fazer sua pergunta inicial, atualmente é consenso e de conhecimento geral a importância das relações familiares na educação e no desenvolvimento das crianças; sendo da

Reflexões iniciais: muitas questões e alguns caminhos

maior relevância o tipo de ligação estabelecida entre a criança e a mãe. Esses relacionamentos tão marcantes produzem conseqüências duradouras e acentuadas na personalidade de cada um de nós, embora o próprio indivíduo, sua vida e o desenrolar dos acontecimentos provoquem grandes mudanças na forma em que as pessoas pensam e reagem aos outros e às circunstâncias.

Viés 1

Hoje, entretanto, como conheço bem as reações de meus filhos e, apesar de que eu também os considere felizes e socialmente adaptados, noto que ficam atrapalhados e não sabem como reagir em algumas situações, o que é muito normal; e observo, inclusive, que estas situações, muitas vezes, não são percebidas pelas outras pessoas. Quero dizer com isso que "crie a fama e deite-se na cama", ou seja, "crie a fama de educado e serás considerado educado na maior parte das vezes".

Viés 2

Imagino, também, que pode haver outro viés em nossas considerações, pois tanto eu, como meus amigos, avaliamos as pessoas segundo os pontos de vista que nos norteiam e que também orientaram, em parte, a nossa educação; isto é, construímos nossas regras e as avaliamos segundo os mesmos parâmetros. E este é um viés que precisa sempre estar presente em nosso pensamento, para não supervalorizarmos o que qualificamos como sendo "uma boa educação".

Infância e adolescência

Observo que não há uma separação clara, na maior parte dos meus registros, entre os relatos da infância e da adolescência de meus filhos; a maioria das reflexões refere-se aos dois períodos. Penso que a essência e o significado das posturas dos adultos significativos e das próprias crianças são, em muitas famílias, semelhantes em quase todas as fases da vida, e que nós fomos bastante iguais nesses dois momentos familiares. Se uma criança de três anos, por exemplo, vive em um ambiente familiar que facilita a sua dependência ou a sua independência, é provável que este ambiente e este indivíduo permaneçam semelhantes a si mesmos nos próximos anos, e a criança se transforme em um adolescente, e depois em um adulto, dependente ou independente, conforme o caso.

Há também situações específicas que se modificam – quando a criança passa da infância para a adolescência, e depois para a fase adulta; na maioria das vezes, no momento em que isso ocorre, a atitude dos que estão em torno do jovem precisa se adaptar a esta mudança. As crianças dependem dos adultos em várias situações e pedem a sua ajuda (para comer, se locomover, se vestir, se banhar, cortar as próprias unhas etc.),e aos poucos vão desempenhando sozinhas essas tarefas; os pais devem entender essas ocasiões e deixá-las experimentar as novas possibilidades. O interesse pelo sexo oposto também irrompe na pré-adolescência, e surgem muitos comportamentos ligados à sexualidade, alguns dos quais já existiam, com outra aparência, na infância.

Observei em meus filhos esse crescimento, e acho que nós, os pais, fomos adaptando-nos às novas situações, embora meus filhos se queixem, às vezes, de que não reagimos rapidamente a elas.

O pai

Apesar de não ser, no decorrer do relato, muito mencionado, meu marido era um pai presente em vários momentos na educação de nossos filhos e se relacionava com as crianças de forma severa, mas afetiva. Citá-lo em todos os capítulos se tornaria repetitivo, porque suas atitudes eram, na maioria das vezes, bastante semelhantes às minhas, que são descritas em detalhes. Ele era e é hoje um pai muito presente e interessado no mundo dos filhos, às vezes querendo fazer valer muitas de suas opiniões.

Independentemente do fato de ser médico, muito ligado à sua profissão, e com menos tempo do que eu para o cuidado dos filhos, quando estava presente era o que considero um bom pai: brincava, conversava, levava as crianças para passear, era bastante próximo dos filhos. Mas, tanto algumas de suas idéias quanto alguns de seus limites, eram, na minha opinião, mais rígidos do que os meus, e considero que tratou os filhos adolescentes, em alguns momentos, quase da mesma maneira que os tratava quando crianças; é realmente difícil perceber que os filhos estão maiores, mais independentes e responsáveis: significa que estamos mais velhos.

Saliento que algumas de suas opiniões divergiam das minhas e percebo agora que não deixei isso muito claro para nossos filhos; algumas de nossas condutas são lembradas pelos jovens como sendo "dos pais" e não como "do pai" ou "da mãe", indiferenciando as figuras materna e paterna. Conversando agora sobre isso com meus filhos, eles falaram que quando o pai era severo, eu, muitas vezes, não emitia o meu parecer; e, desse modo, eu não falava aquilo que pensava, o que os levavam a concluir que eu estava de acordo com o pai. Entretanto, muitas vezes, deixei esse papel de autoridade só para ele. Como em muitas famílias, eu fiquei com a fama às vezes de "boazinha", às vezes daquela que concorda, mas não se compromete em alguns assuntos, e ele com a fama de mais rigoroso.

Eu

Era evidente que eu, a mãe, me responsabilizava pelo cuidado das crianças em quase todos os momentos. Foi uma divisão de tarefas que surgiu espontaneamente, sem pensarmos na necessidade de conversar sobre ela, o que talvez tenha sido uma falha; aliás, vejo agora que todos os assuntos devem ser extensamente verbalizados e discutidos na família, impedindo assim que se tomem por concordes temas e decisões que podem ter diferentes interpretações, mas que, no momento, todos parecem estar de acordo. Aprendi, com a experiência, que o diálogo é extremamente importante na educação dos filhos e na vida em geral.

Por esta breve descrição das funções do pai e da mãe, parece claro que eu abri, no meu esquema de vida, já organizado de uma determinada forma, um tempo bastante grande para me dedicar aos filhos, enquanto meu marido dedicava-se mais à sua profissão. Minha carreira ficou prejudicada, mas foi uma escolha que, na época, parecia a mais adequada, e que foi, naquele momento, um arranjo suficientemente satisfatório para todos nós. Eu gostava muito de cuidar dos meus filhos e não me parecia ser um prejuízo grande ao colocar de lado, temporariamente, a minha profissão.

Quando meus filhos eram pequenos, eu não tinha a pretensão de educá-los de forma extraordinária; de certa maneira, fiquei surpresa com um resultado que, tanto eles, quanto aqueles que os conhecem, consideram tão bom. Achava, sim, que tinha em minhas mãos uma tarefa importante e era claro, para mim, que iria fazê-la bem, de uma forma séria. Meu marido também desempenhava seu papel de pai de maneira bastante firme, embora às vezes rígida. Talvez nossa seriedade e carinho ao educá-los tenham levado a um resultado positivo.

Considero-me uma pessoa persistente, batalhadora, firme e afetiva; porém, com meus filhos aprendi a ser mais maleável, porque, às vezes, as situações da vida exigem uma solução rápida, diferente daquilo que fazemos sempre. Saímos do mesmo para encontrar o original, e isso é imprescindível ao cuidarmos das crianças, porque as reações que temos em nosso repertório habitual de respostas tornam-se rapidamente obsoletas e sem o significado que pretendemos que tenham. E, embora eu seja hoje, e fosse, na época da infância deles, algo impulsiva, procurava, nem sempre com sucesso, levar em conta o bom senso e pensar um pouco, antes de agir atabalhoadamente

Valores

Percebo, e está muito evidente, que nossa família, como todas as outras, tem uma série de crenças, juízos de valor e normas de vida, decorrentes de nossa educação e da cultura cristã à qual pertencemos. Obedecemos a essas crenças quase sem perceber, e passamos para nossos filhos aquilo em que acreditamos e o que apreciamos; valores como responsabilidade, generosidade, amor, ética, persistência, estudo e outros, são temas valorizados por nós, e que descrevo como se fossem igualmente apreciados por todas as pessoas; verifico, porém, em comparação com outras famílias, que nós temos uma maneira mais intransigente de ver e reagir do que a maioria dos grupos familiares.

Acho que é impossível viver sem dar importância aos valores sempre admirados por nós, embora alguns de maneira inconsciente; e considero aceitável que outras pessoas, com vidas diferentes das nossas, priorizem outros valores e riquezas, distintos dos que nós apreciamos, e assim direcionem sua existência.

É importante notar, também, que, hoje em dia, o modelo da família tradicional está perdendo sua força. Há muitas famílias com pais separados, famílias com recasamentos, muitas famílias uniparentais, familiares que só se encontram casualmente, frente à geladeira ou à televisão, por exemplo; casais de homossexuais, famílias em que a mãe precisa trabalhar em tempo integral e/ou em que o pai fica encarregado de muitas ou todas as tarefas domésticas etc.; o mundo parece caminhar para uma situação em que o item "estado civil dos pais", assim como aconteceu com "religião", há algumas décadas, não mais fará parte dos questionários e cadastros. Só o futuro dirá as resultantes dessas novas situações.

Além disso, assim como cada família é uma família, cada filho é diferente do outro em muitos aspectos, e eu procurava adequar minhas condutas a cada criança. Não comparava meus filhos e não gostava quando outras pessoas os comparavam entre si, querendo elogiar ou censurar alguma atitude de um deles. Sentia que cada filho tinha uma personalidade extremamente diferente do outro, uma riqueza pessoal muito grande e específica, e que estas qualidades se perderiam se considerássemos apenas uma maneira de ser como a mais certa ou desejável.

A família

Mas cada família é uma família, diferente das outras; a que eu descrevo aqui é a minha família, com uma mãe, um pai, e três filhos (uma moça no meio, entre dois homens). Meu marido é o mais velho de quatro irmãos, e eu sou a terceira, também de quatro. Encontramos em nosso caminho outros valores, outras configurações e maneiras de viver. As tentativas de solucionar os problemas podem ser diferentes, ou até muito diferentes das que usei, embora sejam adequadas às crenças, valores e certezas desses grupos familiares. Nos anos 70, era mais comum ter três filhos, enquanto que hoje em dia as famílias têm somente dois filhos ou um; e isso se deve, no geral, ao casamento mais tardio e à necessidade que a maioria das mulheres tem de se realizar profissionalmente.

Fui educada de forma rigorosa, dentro de uma "redoma de vidro", ficando longe das realidades da vida durante muito tempo; minha irmã e eu éramos chamadas jocosamente de "as meninas exemplares", como no título de um livro famoso na época, porque as amigas nos consideravam muito obedientes, semelhantes às meninas do livro. Algumas vezes eu me rebelava, mas acho que era uma rebeldia momentânea, insuficiente para ficar independente das normas familiares e culturais; na realidade, creio que não era bem claro nem para mim o que eu queria.

Na família constituída por meus pais e seus filhos, não havia lugar para abraços ou beijos efusivos, e contatos físicos, tão comuns nos dias de hoje; lembro-me que até gostava de ter febre, porque dessa maneira eu tinha um maior contato físico com minha mãe, que me acariciava, com pena da "doentinha", e segurava o meu braço, para não deixar cair o termômetro. Acho que fiz questão de construir a minha família diferente daquela da minha infância, com muito contato físico, muita intimidade e conversas bastante abertas sobre qualquer assunto. Mas, em alguns aspectos, somos, sem perceber, "como nossos pais" (lembrando a música cantada pela Elis Regina).

Diálogo

Este texto, sendo principalmente um relato de experiências, não pode ser considerado uma coletânea de regras a serem seguidas de olhos fechados, porque não há verdades absolutas, nem maneiras "certas" de se tratar os filhos. Não é um livro de receitas, porque estas não funcionam igualmente quando diferentes pessoas "batem o bolo"; mas é o meu relato e minha reflexão sobre os relacionamentos familiares. E mesmo que alguns de meus relatos pareçam indicar diretrizes, devem ser encarados como descrições da minha experiência de vida, e não como orientações.

O leitor verá que os subtítulos de "Conversando com meus filhos" e o próprio desenvolvimento desses assuntos referem-se às posturas dos adultos bem como às decorrências de suas atitudes nas ações das crianças. Essas conseqüências no comportamento dos filhos geram, novamente, efeitos nas posturas dos pais, dos filhos, e assim por diante, em um processo reflexivo ou cíclico.

Não pretendo, com este livro, esgotar o assunto "educação"; muitos temas ainda irão surgir no meu pensamento, e nas preocupações de vocês. Espero que vocês, leitores, escrevam-me contando suas dúvidas, reflexões e experiências pessoais, para que possamos estabelecer um diálogo.[2]

---

[2] E-mail: rose.nahas@uol.com.br

Disponibilidade

O que é disponibilidade

– Qual é o requisito mais importante que os pais devem ter para criar bem um filho? – foi a primeira questão que meu filho caçula me fez, ao conversarmos um dia.

Refleti com ele sobre a importância da disponibilidade, em geral da mãe, para se dedicar aos cuidados de uma criança; este requisito inclui tempo e vontade. Disponibilidade de tempo e muita generosidade para criar uma criança, em momentos bons e maus, de risos e de choros, e vontade de realmente se lançar nessa empreitada que nos levará por caminhos insuspeitados.

– Por que você não diz "amor materno" em vez de "disponibilidade"? – questionou-me.

Expliquei que prefiro falar em "disponibilidade" porque há muita discussão, hoje em dia, a respeito do que seria "amor materno". Algumas pessoas acham que há, em todas as mulheres, um sentimento de ternura, uma vontade de criar seus filhos, que é chamado de "amor materno"; ele preexistiria ao nascimento de uma criança, e empurraria inexoravelmente as mulheres para a maternidade. Porém, outras pessoas consideram que esse amor é algo "criado" pelas normas da sociedade, que transforma esse amor materno em algo obrigatório; mas que as mulheres, tanto quanto os homens, precisam, antes de tudo, sentir-se realizadas em seu trabalho; acham que algumas pessoas, depois, vão querer criar uma ou mais crianças.

– Explicando melhor: existem pessoas, principalmente nos tempos atuais, que consideram que a mulher tem um leque de possibilidades de atuação e de trabalho, se assim o desejar, e que isso é incompatível com o fato de ter filhos, ou mesmo gerenciar um lar; então, elas escolhem não ter filhos e sim dedicar-se a uma profissão. Disponibilidade é um conceito mais amplo e adaptável do que "amor materno", e implica uma vontade consciente de fazer algo e um desejo de oferecer um tempo grande para uma tarefa.

– Esta disponibilidade pode não estar presente no momento em que a mulher tem um bebê – segui falando. Ela sente que não pode ou não quer engravidar, naquela ocasião, ou por estar trabalhando muito, por estar envolvida em outra atividade, ou simplesmente porque, no momento, não está em seus planos de vida ter e cuidar de uma criança. Mas, muitas mães, quando engravidam, conseguem se dedicar, generosamente, também ao filho, além de prosseguir com suas outras atividades, embora isso seja cansativo e desgastante para elas. Porém, para certas mulheres, o nascimento de um bebê vai ser sempre sentido como trabalhoso e inoportuno, tornando pesada uma tarefa que, para outras, será vivida como bem mais simples.

– Em número restrito – continuei – existem mulheres que desenvolvem uma depressão pós-parto, doença que hoje já é mais reconhecida e tratada do que em um passado recente. Conheci algumas moças que tiveram essa síndrome, e pesquisei bastante seu significado e o processo de cura. Essas mulheres têm uma tristeza enorme sem causa aparente, e grave dificuldade para cuidar de seu filho, tendo, inclusive, idéias e, ao mesmo tempo medo, de matá-lo. Passam por um sofrimento muito grande, embora seja difícil para elas mesmas, inicialmente, entenderem que estão tendo uma doença grave. Nesses casos de depressão pós-parto há a necessidade de se providenciar outra pessoa para ajudar a cuidar da criança, e precisa-se, também, oferecer uma assistência psiquiátrica para as mães, o que inclui medicação e terapia. São situações que, se bem encaminhadas, são solucionadas de forma adequada, embora haja um enorme sofrimento para todos os envolvidos nesse processo.

– A grande maioria das mães, depois do parto, passa por um período de alguma sensibilidade e depressão, e imagina-se que isso seja devido às diversas mudanças hormonais em seu corpo, e ao fato de seu filho ter se separado fisicamente dela.

Por que eu estava disponível?

– Sentia-me muito feliz, preparada e com vontade de cuidar de vocês, nas vezes em que engravidei – contei para ele – e isto me fez pensar muito sobre a minha disponibilidade. Lembro-me de que a própria gestação foi me preparando para esse momento bastante novo que é dar à luz a uma criança e cuidar dela; senti em cada gestação uma mudança quase visceral, corporal, que me preparava para a nova tarefa. Pensando bem, conclui que a minha disponibilidade vinha de quatro fatores principais:

1 - Em primeiro lugar, a minha idade ao ter meus filhos: dos 30 aos 34 anos tive as três crianças. Essa idade era considerada tardia, pouco comum nos anos 70. Fiquei assustada quando me disseram que, por ter trinta anos, eu era uma "primípara idosa" (primípara é a mãe de primeiro filho), com possíveis problemas no parto. Mas eu considerava que o fato de ter os filhos em uma fase em que era mais velha tornava-me mais madura, predisposta a pensar na alegria dos filhos antes do que na minha; pois sentia que já havia vivido e aproveitado bastante a minha juventude e não precisava ficar buscando só o meu bem-estar. Acredito que as mães "idosas" são, em geral, mais amadurecidas e com menos aspectos egocêntricos do que as mães mais jovens; a minha felicidade, naquele momento, dependia, em grande parte, da alegria dos que estavam comigo. Atualmente, também há uma grande tendência das mulheres a postergar a maternidade para poder iniciar uma carreira, e muitas escolhem ser mães com mais de trinta anos.

2 - Em segundo lugar, o fato de ser psicóloga, já com alguma experiência na área, tornava-me mais compreensiva, percebendo, nas suas ações, o que vocês queriam transmitir e o que desejavam obter. O conhecimento das teorias psicológicas facilitou-me o entendimento do que estava acontecendo em minha casa e fez-me compreender quais seriam as atitudes mais adequadas.

3 - Em terceiro lugar, eu já fazia terapia, o que, na minha forma de entender, me "virou pelo avesso". Antes do tratamento, eu era uma pessoa reprimida e insegura. Os(as) terapeutas com quem me tratei, e alguns supervisores clínicos que usavam uma forma de trabalho mais pessoal e compreensiva, procurando entender o relacionamento cliente-terapeuta, ajudaram-me bastante; de certo ponto de vista, até mais do que o meu estudo teórico. E, também, tive a sorte de encontrar pela vida amigos sinceros, com quem eu podia conversar de maneira aberta e reflexiva.

4- Em quarto lugar, penso que o desejo de ser mãe está muito ligado às minhas raízes históricas; sou de uma família síria, também com ascendentes turcos e armênios; meu marido igualmente é descendente de sírios. O discurso, falado ou sutilmente comunicado, em minha família árabe, e em outras famílias também, era claro: "Mulher não trabalha fora de casa. Pode até estudar, mas o principal é ser boa esposa, ótima mãe e também cuidadora. (dos pais, dos velhos e dos doentes)".

Certamente tudo isso me permitiu utilizar, em casa e no trabalho, a bagagem de conhecimentos que eu estava construindo, pois a constante pesquisa e reflexão sobre o meu mundo interno tornou-me uma pessoa mais coerente, flexível e mais segura.

Era dessa forma que eu estava no mundo, quando meus filhos eram pequenos, querendo cuidar, amar e ensinar. Considero que quando tinha de trinta a quarenta anos de idade, vivi a fase mais feliz da minha vida.

Fiquei pensando, também, em como é difícil, hoje em dia, termos a oportunidade de conversar uns com os outros, ter uma roda de parentes ou amigos da mesma geração, pessoas da nossa confiança, com quem possamos debater os assuntos referentes à família, aos amores, à profissão, à vida em geral. Acho que não separamos um tempo em nossas atividades para pensar e refletir. No entanto, considero que a terapia, individual, em grupo ou em família, muitas vezes cumpre esse papel de reflexão e transmissão de vivência, que antigamente era, em parte, preenchido pelas conversações de grupos espontâneos ou grupos de pessoas de várias gerações dentro de uma mesma família. Mas, tenho a certeza de que a terapia tem um alcance maior do que a simples conversa com parentes ou amigos.

Continuei falando:

– Quando chegava a hora de ir para a maternidade, sentindo as primeiras contrações, o seu pai me levava, e nós não avisávamos mais ninguém, a não ser depois do parto, quando a criança já tinha nascido. Fazíamos dessa forma porque achávamos que as outras pessoas da família não poderiam me auxiliar, e só ficariam nervosas, preocupadas e aflitas, o que me atrapalharia em vez de ajudar.

Era você quem cuidava da gente, desde o começo? – meu filho quis saber

– Sim, respondi; eu tive, sempre, quando vocês eram pequenos, uma babá, uma moça para me ajudar nas tarefas de mãe, e que aceitava minhas decisões e seguia o meu jeito de cuidá-los. Algumas pessoas que conheço costumavam contratar uma mulher, chamada de "enfermeira", para ajudar a mãe a cuidar da criança nos primeiros meses, continuei a falar.

– Na época, pensei bastante sobre o assunto de contratar uma "enfermeira" e conversei com meu marido, que, tendo visto muitas mulheres com dificuldades econômicas no hospital público, disse-me que, se uma enfermeira fosse tão necessária assim, as crianças cujas mães não pudessem pagar o salário de uma profissional, não sobreviveriam. E elas sobrevivem, e muito bem. Resolvi não contratar a "enfermeira", e, assim, pude ficar mais próxima de vocês, aprendendo logo a compreender suas manifestações. Tive um pouco mais de trabalho, mas foi, seguramente, menos desgastante do que conviver com uma estranha dando palpites e ordens dentro de casa, pois essa era a imagem (acho que real) que eu tinha de uma "enfermeira".

– Essa figura da "enfermeira" é muito diferente da "ama-seca" ou "babá", mais comum nas famílias nordestinas mais abonadas, e que tem uma ligação de cuidado e afeto que persiste durante toda a vida das pessoas.

– Pensando hoje neste assunto, acho que o fato de ter cuidado de vocês, sem a ajuda de uma "enfermeira", tornou-me uma pessoa segura do que estava fazendo, sentindo-me competente, sem necessidade de recorrer aos outros para fazer tarefas tão simples, como as que são necessárias para cuidar de um recém-nascido. Na verdade, senti-me muito forte ao fazer algo que, afinal, mostrou ser uma tarefa simples e fácil, mas que algumas pessoas consideravam ou me diziam que era muito difícil e trabalhosa

Em geral, as pessoas percebem que é bom se conhecerem melhor, através de uma terapia, antes de pôr no mundo uma criança?– perguntou meu filho.

– Creio que algumas pessoas percebem que isso é importante, e outras não. Tratei diversas pacientes em terapia, que diziam ser necessário (ou mesmo "obrigatório", segundo algumas) fazer um tratamento psicológico antes de ter filhos, o que evitaria muito sofrimento para elas, mães, e suas crianças. Concordo com isso, e quando me perguntam o que eu acho que leva a uma maneira de estar bem consigo mesmo, sofrer menos, e construir relacionamentos satisfatórios, sugiro sempre que a pessoa faça uma terapia. Considero que é uma forma de enriquecimento pessoal e relacional bastante grande, e a compreensão que gera sobre si mesmo e os outros; facilita também o entendimento entre pais e filhos.

Percebi ser verdade o que as pessoas diziam: que a dor de parto a gente logo esquece. Meus três partos foram situações de dor e também de alegria. Por terem sido partos normais, recuperei-me rapidamente, e logo depois queria outro filho, esquecendo a dor. Aprendi na faculdade e na própria vida que o chamado "parto natural" é, em muitos aspectos, melhor para a mãe e para a criança; mas algumas pessoas precisam se submeter ao parto chamado de "cesariana", que é, em situações difíceis, quando a criança está mal posicionada, realmente a única opção que existe para evitar maiores sofrimentos e complicações para ambos, mãe e filho. Mas a mãe, muitas vezes, antecipadamente, talvez por medo da dor, escolhe o parto "cesariana", porque há uma suposição errônea de que este parto é menos dolorido e mais controlável. Na verdade, o parto natural é o que favorece uma recuperação mais rápida da mulher e uma transição mais natural para a criança. Notei que quando havia muita gente em torno de uma mulher e de sua criança, parentes ou "enfermeira", mesmo que fosse com o intuito de ajudar, a mãe sentia-se incapaz e inútil, acabando por se tornar menos disponível e pouco segura.

Escolhas e influências

– Pude fazer a escolha de trabalhar poucas horas por semana, quando vocês eram pequenos, porque naquele momento não dependíamos do que eu ganharia para complementar o orçamento doméstico, e não tínhamos intenção, naquele momento, de mudar nosso estilo de vida. Por ser uma profissional liberal, pude organizar meus próprios horários de trabalho, de maneira a interferirem o mínimo possível no meu cuidado com vocês. Porém, não parei totalmente de trabalhar e estudar. Isso foi importante para não me transformar em uma "super-mãe", uma mulher que parece agir o tempo todo só em função dos filhos, muitas vezes exagerando nos cuidados.

– O fato de continuar trabalhando, embora em um horário mais restrito, era, naquele momento, um arranjo satisfatório, pois me levava a ter vontade de estudar, refletir sobre assuntos variados, conhecer novas pessoas e novas idéias. Isso me auxiliou, portanto, a não ficar parada no tempo. Reconheço, entretanto, que o meu lado profissional ficou incompleto, e vejo agora que gostaria de ter estudado e trabalhado mais naquela ocasião. Mas não foi possível, naquele momento, tomar essa decisão, uma vez que quis cuidar de vocês de uma forma que, na época, eu considerava a melhor e que exigia de mim uma dedicação quase exclusiva a tarefas relativas ao cuidado de meus filhos.

– Ao refletir hoje sobre o fato de ter trabalhado pouco quando vocês eram pequenos, vejo a importância que tiveram algumas idéias que eram comuns em determinados grupos sociais até a década de 70, mais ou menos, em que a mulher era educada para cuidar do lar, do marido, dos filhos, e quase nunca trabalhava fora casa.

– Foram idéias que, seguramente, ao lado dos fatores familiares, influenciaram a minha opção de vida. Fica claro, também, para mim, que outras mulheres que viveram situações diversas, tendo que trabalhar para sobreviver, ou sendo submetidas a outras influências familiares, tiveram um comportamento diferente do meu, o que é muito compreensível.

– Uma amiga que, por necessidades econômicas, trabalhou muito na época em que os seus filhos eram pequenos, falou-me que era extremamente importante, para que ela tivesse tranqüilidade e para que suas crianças não sentissem muito a sua ausência, dispor de uma boa infra-estrutura. Essa "boa infra-estrutura", explicou, era constituída por pessoas com as quais podia contar para fazer qualquer tarefa a qualquer hora; isto é, os avós da criança ou uma empregada de confiança, a qualquer hora; com disponibilidade para ficar com seus filhos o tempo que fosse necessário. Acredito que, de certa maneira, nós, os pais, sempre "orientamos" e "ensinamos" as pessoas que ficam com os nossos filhos, para que se conduzam da mesma maneira que nós o faríamos. Essa orientação nem sempre é feita de uma forma consciente, proposital; mas as pessoas que trabalham dentro de uma família tendem, de forma também não intencional, a captar o que e como os patrões, pais das crianças, fazem; e passam a agir de forma semelhante.

– As horas que a minha amiga passava com suas crianças eram de boa qualidade; sentia-se sempre muito ligada aos filhos e interessada em suas atividades. Muitas vezes, quando se atrasava para chegar a casa, depois de um dia de trabalho, os filhos já estavam dormindo; deixava, então, recados ou balas no travesseiro das crianças, mostrando que estava, de alguma forma, sempre presente, e que se lembrava delas em todos os momentos.

Situação atual

– Como fica a situação das mulheres de hoje, no momento em que elas têm, em geral, um compromisso de trabalho maior do que na época em que éramos pequenos, e você podia, bem como muitas outras mulheres, pelas condições de vida, ficar mais tempo com as crianças? perguntou minha filha, que tinha, é claro, um grande interesse pelo assunto. Percebo que ela, e suas amigas, desejam realizar-se profissionalmente e, ao mesmo tempo, ter uma família.

– Entendo que, atualmente, no século XXI, essa escolha entre priorizar a maternidade ou a profissão é mais difícil, porque, muitas vezes, o casal já se une levando em conta quanto a esposa ganhará com seu trabalho. Além disso, a realização profissional da mulher torna-se cada vez mais preponderante; e sua auto-estima depende, em grande parte, de sua satisfação decorrente do trabalho. No momento atual, no ano de 2008, para um grande número de mulheres, a profissão é mais importante do que o casamento e a maternidade. Os ideais feministas, entre os quais o da realização da mulher através de seu trabalho, são bastante conhecidos e muito valorizados. Acredito ser muito difícil optar por entre um desses dois caminhos, ou ainda pelos dois ao mesmo tempo.

– Conheço mulheres que se realizaram em qualquer das opções de vida. Mas nunca sei responder quando alguém pergunta minha opinião sobre a escolha entre priorizar maternidade ou trabalho. Penso que cada caso é um caso particular, com diversas variáveis, e merece uma resolução própria; mas em qualquer escolha que se faça, há sempre um custo, uma perda.

– E, atualmente, com o uso do computador, é possível, em algumas profissões, trabalhar parcialmente em casa, e organizar a vida de maneira a ficar bastante em companhia dos filhos.

– Além disso, existem creches onde crianças de poucos meses podem ficar enquanto suas mães trabalham. Algumas creches fornecem uma boa alimentação, cuidados adequados e promovem um bom desenvolvimento social e motor da criança; porém, tanto as creches como as escolinhas devem ser escolhidas pelas mães com bastante cuidado. Acredito ser melhor que as crianças permaneçam em uma creche razoável, do que com uma empregada ou uma parente, que algumas vezes podem, sem querer, atrapalhar sua evolução; esses adultos podem fazer todas as suas vontades ou restringi-las demais, protegendo-as pouco ou em excesso, e, assim, interferir de forma negativa em seu desenvolvimento.

– O tempo de que eu dispunha para cuidar de vocês considero que era utilizado de uma boa forma: cuidar da sua alimentação e higiene, brincar com vocês, observá-los interagindo entre si e com outras pessoas, conhecer e participar de seus jogos e brincadeiras, estar atenta ao que precisavam e pensavam, ajudá-los em sua descoberta do mundo; essa era a minha maneira de estar disponível para vocês, e eu era feliz desse jeito. Não me colocava como uma "super-mãe", mas como uma mãe bastante presente.

Você já falou algumas vezes em "super-mãe". O que é uma "super-mãe"? – perguntou minha filha.

– A "super-mãe" fica grande parte do dia com o filho(a), ansiosa, tentando fazer tudo o que ela acha que ele/ela quer ou o que ela acha bom para ele/ela; ou limita-o(a) a todo o momento, ou atende a todos os seus desejos. Cria, assim, crianças medrosas ou crianças mandonas e sem regras. Ser uma "super-mãe" prejudica o filho; faz com que a criança se sinta impotente, incapaz de resolver sozinha as dificuldades que aparecem, ou faz com que ela se sinta onipotente, achando que seus desejos sempre serão satisfeitos. Há uma linha muito tênue entre a impotência e a onipotência, sendo as duas, quando aparecem em grau exagerado, extremamente prejudiciais. Acho que crianças adequadamente potentes sabem enfrentar a vida com mais liberdade de ação, e capacidade para resolver os problemas que surgem.

Tenho uma colega que diz pensar que as crianças e os jovens se desenvolvem bem, desde que os adultos significativos não atrapalhem muito; isto é uma afirmação um tanto jocosa dela sobre pais que atuam mais do que o necessário, e não o que é preciso. E, quando atuam mais, tornam-se super pais, muito eficientes, tomando atitudes no lugar de seus filhos, e impedindo assim o seu crescimento.

Na conversa com meu filho e minha filha, assim completei meu pensamento:

– Muitas vezes, em situações anteriores da minha vida, eu ficava entediada, em dúvida se o que estava fazendo era realmente aquilo que eu deveria estar realizando naquela ocasião específica; e me perguntava: "o que é que eu estou fazendo aqui?". Mas, ao contrário, ao cuidar de vocês, tinha a certeza de que o meu tempo estava sendo dedicado à única tarefa própria para aquele momento.

– Revendo minha vida como um filme, percebo, então, que minha disponibilidade para com vocês era grande, fruto, principalmente, da minha vivência, do meu contexto social, do meu estudo teórico, das minhas terapias e das muitas conversas com amigos e pessoas com mais experiência de vida.

Meu filho ouviu-me atentamente, e considerou:

Às vezes a criança vem por um "descuido", como aconteceu com meu amigo, e daí o que se faz? A mãe necessariamente precisa ficar com ela?

– É uma situação muito delicada, em que o lugar da criança no mundo não foi preparado, sua vinda não foi cercada de alegria, generosidade e disponibilidade; e a mãe, algumas vezes ainda uma adolescente, ou mesmo uma criança, não sabe o que fazer. Não pode ter disponibilidade para com o filho, cujo nascimento muda seus projetos de vida. O pai, também, se vê com uma responsabilidade indesejada, da qual foge muitas vezes. Algumas vezes porém, auxiliadas pelo trabalho realizado por diversas psicólogas, assistentes sociais e pelo Juizado de Menores, algumas famílias ficam com as crianças e as adotam. É muito satisfatório conhecer essas crianças, inicialmente abandonadas, e que encontram um lar adotivo adequado.

– Existe um problema social enorme no Brasil, das meninas e adolescentes grávidas, na maior parte, pobres, sem amparo e sem condições econômicas e psicológicas para cuidar de si mesmas e do filho. O ideal seria que a criança tivesse, entre os que a cercam ou em um lar adotivo, alguém que mostrasse o interesse em criá-la e pudesse dar-lhe o amor que ela necessita para crescer. Mas, infelizmente não são todas que são bem cuidadas.

Quando fiquei grávida pela primeira vez, aos trinta anos, percebi que estava muito feliz, não escondia a minha barriga, e logo comecei a usar batas, naquela época vestimenta característica das grávidas; e essas batas contavam a todo o mundo que eu iria ser mamãe. Enjoei nos primeiros três meses de gestação, comi muito, e – algo que não tinham me contado – tive também muito sono. Percebi em algumas amigas grávidas, e também em algumas pacientes, que a felicidade pela gravidez era muito grande; em outras mulheres, notava-se uma alegria tranqüila, e em outras grávidas, ainda, sentimentos conflitantes, dúvidas quanto à sua capacidade de criar um filho.

Durante esta gravidez, tentei me informar ao máximo sobre a gestação e o parto, e adquirir noções básicas de puericultura. Consultei livros, freqüentei cursos, e cheguei à conclusão de que o que eu já tinha aprendido era suficiente para enfrentar com calma a nova tarefa de pôr no mundo e cuidar de um recém-nascido. O resto viria depois, com a prática.

O meu irmão mais velho, hoje com 68 anos, é deficiente mental e físico. Tem cerca de dois anos de idade mental e apresenta o crânio e o tórax de tamanho um pouco menor do que o normal. Seu diagnóstico é "má-formação congênita", embora não se saiba exatamente o que ele tem, porque os diagnósticos e relatórios médicos, quando ele nasceu, eram muito breves e não esclarecedores. É uma eterna criança, com a fala, o pensamento e alguns interesses peculiares de um menino e outros próprios de um adolescente; mas não se concentra em nada e grita às vezes, quando não se dá atenção a ele. É muito querido, bastante afetivo e bem cuidado.

Mas, quando eu engravidava, ficava sempre preocupada com esse fato, achando que eu também poderia ter um filho deficiente, com alguma doença genética e hereditária. A sombra dessa dúvida me acompanhava sempre: estaria eu também carregando uma criança com algum problema? Hoje, com o desenvolvimento das pesquisas genéticas, sei que sua doença não é hereditária, mas naquela época em que engravidei não sabia desses estudos, e por isso tinha muito medo. Mas isso não me impediu de querer ter filhos.

Meu filho mais velho nasceu e não chorava, como devem fazer todos os recém-nascidos, abrindo os pulmões; quem chorava na sala de parto era eu. "Por que ele não chora?", eu perguntava. Ninguém me respondia. Os médicos estavam ocupados em fazer a assepsia da boca e das narinas da criança. O recém-nascido deve chorar ao nascer para limpar suas vias respiratórias, pois vai respirar através delas pela primeira vez; antes recebia o oxigênio através do sangue do cordão umbilical.

Por fim ele chorou, mas, como conseqüência dessa e de outras dificuldades, precisou ficar durante três dias na incubadora. Quando ele chorava (e chorava muito), ao mesmo tempo tremia uma das mãos. Levamos o menino a um neonatalogista de renome, e ele disse que a criança tinha 30% de chances de ser normal. Voltamos para casa e, o que não era comum, nós, os pais, em pleno dia, dormimos um sono profundo, querendo esquecer o que nós havíamos ouvido.

Um pediatra consultado, que passou a ser o médico de meus filhos por muitos anos, e grande amigo da família, falou que o meu leite não era suficiente, e que o problema desapareceria se eu completasse as mamadas com um pouco de leite da mamadeira. Foi o que eu fiz. O menino parou de chorar quando recebia a mamadeira e aos três meses de idade o sintoma do tremor na mão desapareceu.

Mais tarde, o pediatra me confessou que não tinha certeza, naquela época, de que seu diagnóstico estava correto. Mas meu filho se encarregou de me dar dicas de que ele era bom o suficiente: como nos livros em que eu tinha estudado, seu desenvolvimento psico-neurológico foi normal – sentou aos seis meses, engatinhou bastante, e andou no dia em que fez um ano. Começou a falar na época esperada, e eu achava tudo o que ele fazia uma graça, porque me contava que ele era "normal".

E mesmo com todas as dúvidas que me acompanhavam, tinha um desejo muito grande de ser mãe, e assim tive os outros dois filhos. Aos trinta e quatro anos, achei que já estava na hora de me dedicar mais ao estudo e ao trabalho em psicologia, e resolvi parar de engravidar; três filhos, pensei, era uma boa conta.

Alguns meses depois que tive o primeiro filho, engravidei de novo; mas tinha sangramentos, e sofri um aborto espontâneo aos três meses de gestação. Fiquei muito triste quando o meu exame de urina confirmou ser negativo, e chorei uma tarde inteira. Nunca vou esquecer o conforto e a generosidade de uma grande amiga, que me fez companhia nesse dia, que eu considero tão triste. Tive, após algumas semanas, um aborto espontâneo desse feto.

Uma vez, há poucos anos, eu contei sobre este aborto para meus filhos, e eles ficaram bravos comigo porque eu nunca tinha lhes falado desse "irmão/irmã" que eles tinham tido, e que não chegaram a conhecer. Fiquei surpresa com essa reação, e pensei quantas coisas eu tinha deixado também de contar, sem imaginar que, talvez, fossem importantes para eles.

Existe uma frase que eu disse um dia, e que se tornou um símbolo, um mote sempre lembrado; era repetida, a qualquer momento em que nós (eu ou meus filhos) julgávamos que a situação demonstrava claramente como eu tinha uma grande disponibilidade para com minhas crianças. A frase foi dita quando eu estava, como todos os dias, limpando a areia acumulada nos sapatos de meus filhos, depois de vir da escola; quando meu menor me perguntou, preocupado: você não sente o chulé de nossos pés? E eu, espontaneamente, respondi: "chulé de filho meu é perfume francês". Nós todos rimos muito, e essa frase virou um símbolo do quanto eu sentia como bom tudo o que eles eram ou faziam.

E até mesmo quando iam ao banheiro e depois berravam "já acabei", eu repetia o mote do perfume francês.

Todos os domingos à noite, quando meus filhos eram pequenos (o maior teria uns oito anos), eu cortava as unhas deles, das mãos e dos pés. Gradualmente, o número de unhas foi diminuindo, pois eles mesmos iam se encarregando dessa tarefa: primeiro o mais velho cortava as próprias unhas dos pés e das mãos; depois a menina, e, por fim, o caçula. E eu dizia para eles, em tom de ironia, mas que no fundo era uma grande verdade: "deixe ao menos eu cortar as unhas dos seus pés, porque se não cortá-las, serei uma pessoa inútil nos domingos". Eu estava começando a perceber a independência deles, o que me deixava sem a função de cuidá-los, no início do meu "ninho vazio".

Sensibilidade

Como você tinha a percepção do que a gente queria, quando a gente ainda não falava? – indagou minha filha do meio hoje com vinte e nove anos, ao se aproximar para participar também da nossa conversa.

– É uma questão de sensibilidade – eu disse. Ou você tem e deixa fluir, ou você ainda não tem, e pode se esforçar para ter. Grande parte das pessoas consegue ter e usar essa sensibilidade, principalmente quando se tornam pais ou têm outras experiências transformadoras.

Como isso acontece?

Pensei um pouco e falei:

– Não sei direito, mas a sensibilidade é algo que se vai adquirindo à medida que sua experiência de vida aumenta, principalmente se você é uma pessoa que costuma refletir sobre suas emoções. Você observa bem as crianças e os adultos, sem preconceitos, sem imaginar que conhece de antemão os seus desejos; tenta colocar-se no lugar deles, e sentir o que eles estão sentindo. E então fica mais fácil entendê-los, tornar-se sensível às suas necessidades.

Dê exemplos – ela pediu.

– Quando vocês tinham medo de alguma coisa, de uma situação desconhecida ou um barulho forte, como um trovão, eu ficava ao lado, conversando, e abraçando-os, tentando explicar o que estava acontecendo. Mas, se eu também estava com medo, como, por exemplo, se aparecia uma barata (e eu tenho medo de baratas), demonstrava que estava amedrontada, porque as crianças são bastante perceptivas, e notam quando os pais dizem uma coisa e sentem ou fazem outra. É muito melhor ser transparente e mostrar o medo do que bancar a valentona quando também se está aflita.

Continuei:

– Quando você, filha, não quis mais dormir à tarde, embora os livros de orientação a pais contassem que ainda estava na idade de fazer a sesta, demorei um pouco para entender a mensagem do seu choro, todas as vezes em que eu a punha na cama, depois do almoço. Quando observei a situação sem prejulgamentos, ficou mais simples lidar com você e seu choro, e não obrigá-la a um sono indesejado.

– Outro momento em que pude acompanhá-los foi quando a vovó morreu, e eu pedi para que vocês fossem vê-la, e se despedir dela em seu caixão. Pareciam amedrontados, e ficaram olhando meio escondidos, atrás de uma porta. Se eu fosse vocês, precisaria de alguém para me ajudar nessa tarefa tão difícil que é, pela primeira vez, enfrentar a morte. Então, fui até a porta, dei a minha mão para vocês e os acompanhei até o caixão, conversando sobre a morte e sobre a vovó. Assim, vocês foram, acompanhados por alguém solidário, ver a morte de perto pela primeira vez. Esta é uma situação em que, por meio de um entendimento sensível, foi lhes dada uma ajuda, sem muito alarde; e poucas pessoas ao redor se deram conta do que estava se passando.

– Um dia, estávamos em um parque temático muito grande, nos Estados Unidos, em uma turma de amigos, indo para o *show* das baleias, e o seu irmão menor, na época com seis anos de idade, se perdeu. Ficamos todos muito aflitos, e fomos, cada um para um lado procurar o menino, chamando por seu nome. Até que seu pai usou o bom senso e foi procurá-lo na casinha das crianças perdidas; e, lá estava ele, muito assustado, perguntando para todos, articulando bem as palavras, querendo ser entendido: "onde- é- o- *show*- das- ba-le-ias?" Quando eu o reencontrei, fiquei muito feliz, abri os braços, num forte abraço, dando-lhe as boas vindas, e dizendo: "Que bom que você está aqui!" As senhoras que me acompanhavam disseram que teriam lhe dado uma bronca, ou teriam gritado, nervosas. Mas eu achei que ele não tinha culpa de ter se perdido e qualquer coisa que eu dissesse não teria tanta repercussão dentro dele quanto uma acolhida calorosa. Ele devia estar amedrontado, pois se sentira sozinho e precisava se sentir seguro e amado. E eu ponderei que ele não iria entender nada do que eu falasse naquela hora. O abraço afetuoso transmitiu a importância que eu dava a ele, e a alegria de tê-lo comigo. A explicação de como ele devia agir para tentar não se perder ficou para um outro dia.

Fui chamada na escola, quando meu filho menor estava na quarta série, para conversar com a coordenadora do curso. Ela se queixou de que ele estava falando muito, fazendo algazarra, atrapalhando a aula, e não obedecia quando era chamado à ordem. Acrescentou que não sabia o que estava ocorrendo, porque sucedia o mesmo com outro menino, seu amigo, e com uma menina que sempre fora muito quieta. Levantei a hipótese de que poderiam estar querendo animar um outro amigo que tinha perdido um parente próximo recentemente; os meninos eram muito amigos e a garota "quietinha" era bastante chegada a essa família que perdera um familiar. A coordenadora concordou com a minha hipótese, e as crianças tiveram, na escola e em casa, um entendimento sobre suas ações. E como decorrência disso, elas conseguiram uma maneira mais madura de lidar com a perda. E tiveram um espaço bastante afetivo e uma maneira adequada, em casa e na escola, para falar de sua tristeza, e também tentar alegrar o colega.

Coloquei o primeiro filho na escola maternal aos dois anos, contra a opinião de muitas pessoas da família. Os parentes mais velhos estavam tristes porque, por mais que eu explicasse que ele ia só brincar, e aprender a se socializar, achavam que o menino teria que estudar e perderia muito cedo o gosto pela escola. O "menino", hoje com trinta e dois anos, sempre foi muito estudioso, ia para a escola bastante alegre, embora no começo do maternal chorasse um pouco na hora da entrada. Atualmente, além de trabalhar, não parou ainda de estudar (e não vai parar nunca). Colocar os outros filhos no maternalzinho já foi mais fácil, e tive menos pressão por parte da família. Foi necessário sempre um período de adaptação, em que eu ia com eles à escola por alguns dias.

Amamentei cada filho durante, mais ou menos, três meses. Desde o primeiro filho, como já contei, o pediatra falou que meu leite era insuficiente, e que eu deveria completar cada mamada com uma mamadeira. Agi dessa mesma maneira com os outros dois filhos, pois percebia que o meu leite continuava pouco; isso era demorado e cansativo, mas eu o fazia de bom grado, porque sabia que o meu leite era importante, porque eu transmitia a eles os anticorpos necessários, presentes no aleitamento natural. Mas, mais ou menos aos três meses de idade dos meus filhos, desistia de dar o pouco leite que ainda tinha, e então me sentia liberada para fazer outras atividades, como estudar, trabalhar, ir a festas, fazer compras etc. Mas ficava triste, porque sabia, e os livros e os médicos recomendavam, que as mães deviam amamentar no peito por mais tempo.

Limites

No outro dia, meu filho mais velho, hoje com trinta e dois anos, também veio participar da conversa. Ele quis saber minha opinião a respeito de um dos temas que está mais em discussão hoje em dia, e que considero fundamental para uma boa educação: os limites. Contei o que eu achava:

– As crianças, hoje em dia, são educadas quase sem limites, fica muito difícil controlá-las, e elas próprias não têm referências de como se portar. Nos anos 70, eram ensinadas a ser mais obedientes, e acho que elas ficavam melhor, emocionalmente, do que as do século XXI. Porém, na ocasião em que eu era pequena, (anos 40 e 50), havia um respeito maior e uma obediência em relação às pessoas que nos cuidavam, o que, no meu ponto de vista, chegava a ser limitante, prejudicial, em relação à nossa autonomia, independência e também ao reconhecimento de nossas próprias emoções.

– Colocar limites é uma questão de amor; e é mais fácil que os filhos os aceitem quando percebem que os limites são estabelecidos no sentido de cuidá-los e não de mostrar o poder, a autoridade dos adultos. Quando os pais colocam limites, pode parecer, em certos casos, que estão sendo apenas rigorosos. Mas, estão cuidando, na maior parte das vezes, para que os filhos não se machuquem (física e/ou psiquicamente), saibam o que se pode fazer ou não em diferentes circunstâncias, tenham uma boa noção de mundo e de convívio social, e aprendam o que é respeito por si mesmo e pelos outros. Percebemos, assim, que, em grande parte das vezes, os limites mostram uma atitude de carinho por parte dos pais e que estes, em geral, não querem dar uma repreensão para mostrar que são eles os que mandam, que precisam ser obedecidos, num ato de autoritarismo ou de poder; mas querem, na maior parte dos casos, ser zelosos e cuidadores.

Por exemplo, quando os pais colocam grades no berço, estão limitando os movimentos da criança, porque o bebê pode se machucar se cair de uma cama. Da mesma maneira, oferecem um leito normal para um garoto de mais ou menos três anos, porque eles confiam nos movimentos do garoto e em seu bom senso, e é mais natural e prático dormir em uma cama sem grades, em vez do berço, podendo sair sozinho do leito, quando precisa. Da mesma forma, uma criança de mais ou menos seis anos pode e deve viajar com amigos ou com a escola, porque é importante que ela se abra para novas experiências, novas visões de mundo, o que não é bom que ocorra com uma criança menor, que fica, em geral, mais protegida. Se um grupo de jovens, em determinado momento, faz muito barulho, e é restringido, é importante que saibam que a restrição é feita porque, com sua atitude, podem atrapalhar os outros; diminuir o próprio barulho é uma atitude de respeito pelos outros, assim como gostamos de ser respeitados. Os limites também ajudam a que se tenha uma clara noção de potência ou impotência.

Oswaldo di Loreto, em seu livro "Posições tardias" coloca claramente o que pode ser entendido como potência, onipotência e sensação de impotência. Diz ele:

> "O que não é engano é potência... (...) Se uma criança de um ano de idade se arrisca para pegar a bola em cima do armário, sem ter habilidade para isso, esta conduta é evidência de uma mente *onipotente*. No entanto, se esta criança tiver habilidade motora suficiente, esta ação será evidência de grande nível de *potência*, não mais de onipotência. E se esta criança *hábil motora*, que deseja a bola, mas *não se aventura* a buscá-la, isto é evidência de mente *impotente*".[3]

– Quando os pais proíbem uma determinada ação, e os filhos se rebelam, em geral, é por que os jovens não entenderam o sentido da proibição; se um adolescente quer dirigir o carro, os adultos em geral não deixam porque sabem que dirigir antes de atingir certa maturidade pode levar, com maior freqüência, a um desastre, e o garoto pode machucar a si mesmo e a outras pessoas.

– Mas, percebemos que se as crianças são muito rebeldes, algumas vezes estão pedindo para que os adultos dêem limites, referências quanto ao que elas podem ou não fazer. Estão principalmente pedindo para que os pais se mostrem seguros, porque elas, em geral, se sentem inseguras, e precisam de alguém forte a seu lado, balizando o seu comportamento. Muitas vezes, os jovens se rebelam para levar uma repreensão, e assim sentir que os pais prestam atenção neles. Serem indisciplinados, enfim, pode ser uma maneira de os filhos pedirem para ser mais notados, cuidados e sentirem-se amados.

---

[3] DI LORETO, Osvaldo. *Posições tardias – contribuição ao estudo do segundo ano de vida.* São Paulo: Casa do psicólogo, 2007, p. 48. (grifos do autor).

Penso que você que me lê também considera complicado e questionável o assunto "limites". Estive com uma amiga cujo filho "só dormia no carrinho, vendo televisão, segurando a mão da mãe", segundo ela; berrava muito se fosse colocado no berço, ainda acordado. Conversamos e chegamos ao entendimento de que, se a situação se iniciara dessa forma e mantinha-se sempre igual, era porque algum adulto a iniciara e conservava dessa maneira; não porque o filho tivesse, inicialmente, exigido o carrinho, a televisão e a presença física da mãe. Minha amiga, porém, tinha receio de que, se ela não mantivesse a situação dessa forma, ocasionaria grandes danos à criança. O adulto não percebia que o estrago seria maior se ele se dobrasse às exigências, aleatórias, do nenê; e a mãe não percebia que deveria mostrar, com segurança, o que era mais adequado na hora de dormir e em outras situações.

Como você nos ensinou os limites? – meu filho mais velho perguntou.

Primeiro falei o que achava essencial, e depois detalhei as situações:

– Os limites precisam ser claros para quem os estabelece e para quem são estabelecidos; e precisam ser poucos, para que a relação entre as pessoas não se desgaste inutilmente. Precisam ser tão claros para todos os envolvidos que, depois de certo tempo as pessoas envolvidas na situação consigam seguir os limites automaticamente, quase não havendo necessidade de lembrá-los. É importante também não fazer ameaças que não se podem cumprir. As crianças percebem que os pais não vão dar o castigo ameaçado e tendem a fazer o que se proibiu. Esses eram os limites que tentei passar para vocês.

– Algumas regras, da época em vocês eram crianças: os brinquedos, material escolar e roupas deveriam ser guardados por aqueles que os tinham usado, e não haveria ninguém para fazer isso por vocês. O horário da escola, de manhã, era sagrado, e, quando já tinham uns nove anos, não haveria ninguém para tirá-los da cama; se não fossem à aula, a responsabilidade era de vocês. Assim como eram suas as responsabilidades de fazer as lições de casa; se não as fizessem, não aprenderiam as novas noções; também teriam, depois, que se entender com a professora, e não comigo.

– Eu não fazia a lição por vocês, mas auxiliava-os, quando ainda não sabiam ler, a entender o que era pedido. Não ficava ensinando as lições, que deveriam ser entendidas em classe, mesmo porque se eu as explicasse, seria de uma forma diferente da professora, e iria causar confusão.

– O horário de dormir também era combinado, sem rigidez, mas variava conforme a idade; quanto mais velhos, mais tarde poderiam se deitar. Vocês estavam tão cansados das atividades do dia que, em geral, não reclamavam. Às vezes choramingavam, mais por cansaço do que para ficar mais tempo acordados. Achei melhor acostumá-los desde cedo a dormir sozinhos, sem a babá, e sem acender a luz do abajur, que é a maneira como muitas crianças são acostumadas a dormir; é um costume que as próprias mães criam, e depois acham difícil modificar.

– O horário de voltar para casa à noite, depois da "balada", também variava, segundo a idade de vocês, e, mais ou menos, seguia o horário dos colegas. Este era um ponto em que, às vezes, aparecia alguma divergência entre nós, pais e filhos, pois nós, os pais, achávamos o horário da volta sempre muito tardio. A questão do estabelecimento de horários noturnos foi um dos aspectos em que houve mais discussões e mudanças em nossa família, não só porque os horários das reuniões em que vocês iam tendiam a ser cada ser cada vez mais tardios, mas também a idade para começar a ir a festinhas era cada vez mais precoce.

-Você, o mais velho começou a ir a festas aos doze anos, e o menor, aos dez. Acho que essa idade, seja de dez ou doze anos, ainda é prematura para vocês irem às festas, e também voltarem para casa cada vez mais tarde; mas é muito difícil para os pais ir contra a opinião da maioria dos amigos dos jovens, de seu grupo social. E imagino que, hoje em dia, os costumes e horário sejam mais prematuros ainda. É complicado ser objetivo nessa questão, mas é importante que os pais saibam e possam dizer aos filhos por que acham precoce ir a festas aos dez ou doze anos. No meu ponto de vista, as crianças ainda não têm a maturidade para lidar com as situações que acontecem nas festinhas ou nas "baladas".

– Não costumava colocá-los de castigo. Achava que vocês entenderiam melhor o que tinham feito se eu explicasse o que estava inadequado. E, principalmente, não batia, porque sabia que em situações de exaltação e nervosismo, o castigo físico geralmente descarrega no outro – a criança, no caso – um estado emocional explosivo do adulto. Não bater nas crianças é um exercício de autocontrole.

– Quando o castigo já tinha sido dado pela escola, ou por alguma outra pessoa, eu não repreendia de novo. Acreditava que, para vocês, o próprio fato de que o erro fosse apontado por outros, já era um castigo suficiente.

– Fico pensando o que adianta levar umas palmadas, ficar sem ver televisão ou sem usar o computador por alguns dias, como forma de castigo. A criança refletirá sobre o que fez? Pensará em não fazer mais? Acho que não. Ficará com mais raiva de quem a castigou, e de si mesma.

E onde vai parar a sua auto-estima?

– Havia duas aulas extra-curriculares que eu considerava imprescindíveis para vocês, porque necessárias para a própria sobrevivência nos tempos atuais: natação e inglês. Eu era bem rigorosa nesse ponto, não os deixava faltar. Creio que o inglês é muito importante porque é a língua atual, necessária em quase todas as profissões neste mundo globalizado; e penso também que a natação facilita a sobrevivência na água, além de ser um esporte completo, calmante e não-agressivo.

– Se vocês quisessem fazer outro esporte ou aprender outra língua, na medida do possível, a outra atividade era oferecida. Mas em geral não sobrava muito tempo, e eu não queria sobrecarregá-los. Era necessário também que tivessem tempo para as tarefas da escola, e para brincar com os colegas, aprendendo a se sociabilizar. As sextas-feiras à tarde, normalmente, eram livres, sem aulas extracurriculares, para que pudessem ir brincar na casa dos amigos, ou convidá-los para vir à nossa casa.

– Quando vocês eram pequenos, o aparelho de televisão era ligado só à noite, depois que as lições tinham sido feitas, para ver desenhos, notícias ou uma novela. Vocês gostavam de desenhos, e gostavam também de papear com os pais, mais do que ver notícias ou novelas. Às vezes, uma notícia ou um capítulo de novela davam margem a conversas sobre o próprio tema do programa ou sobre os valores humanos, ligados ao tema. Eu achava bom, também, o fato de que nós, os pais, não deixávamos ligar a televisão na hora do jantar, que deveria ser um momento de conversas, principalmente sobre as experiências do dia, entre os familiares. Hoje em dia, percebo que cada um dos filhos gosta de um determinado tipo de programa, e eu assisto a alguns com vocês, como forma de me inteirar mais de seus interesses.

– Reconheço que havia um rigor, de nossa parte, em todos estes hábitos e normas; mas a idéia geral era a de acostumá-los a ter disciplina e responsabilidade. Eu imaginava que essas noções se estenderiam para outras situações. Isso realmente aconteceu, e tornou-se muito mais fácil vocês mesmos serem responsáveis, mais tarde, em relação a situações mais sérias ou em que nós não estávamos presentes (por exemplo: consumir drogas, cigarro ou bebidas, ser agressivo, guiar sem carteira de habilitação etc.).

– Considero, também, que ficou tranqüilo para vocês saberem como se relacionar com as diferentes pessoas, sem agredir ou ser submisso. Acho que mostrei para vocês os conceitos de responsabilidade e sociabilidade, mas tenho a certeza de que o aprenderam principalmente pelo exemplo de como nós, os pais, éramos. Há muitos séculos, os grandes pensadores e filósofos já diziam que o exemplo é mais importante do que as regras verbalizadas.

Considero, também, extremamente importante valorizar o estudo em si mesmo, não premiando quem tira boas notas ou castigando um aluno que não se esforça para estudar. Neste último caso, os pais precisam, antes, procurar pensar e entender porque a criança não consegue estudar, e ajudá-la, no que for possível.

O conhecimento e as boas notas são um prêmio em si mesmos, e o bom aluno, em grande parte das vezes, vai conseguir bons resultados em sua vida, decorrentes de seu estudo. Às vezes, o aluno não estuda ou não tira notas altas, mas presta atenção ou tem um jeito diferente de apreender as coisas; tem uma educação formal deficitária, mas aprende outras coisas, muitas vezes de um jeito muito pessoal, que precisa ser valorizado.

Por outro lado, estudar deveria sempre ser considerado uma necessidade em si, uma situação normal, e não algo a ser premiado. Alguns pais dizem: "Você passou de ano e, por isso, vai ganhar uma bicicleta"; "um computador"; ou "um carro". Não deveria haver esta ligação entre o estudo e um outro prêmio, pois deturpa a idéia do aprender, que é um valor em si mesmo.

Conheço, também, algumas mães que ligam o estudo a um castigo: "Você não me obedeceu, então, de castigo, vai estudar". Como decorrência desta frase, a criança vai sempre ligar, no seu pensamento, a idéia da aprendizagem com a imagem da punição. O estudo, para ela, será sempre associado ao castigo, dificultando sua aprendizagem.

De maneira geral, em caso de dúvida sobre qual atitude tomar em determinada situação, considero que é melhor ser rígida, de forma consistente, do que ser muito permissiva. Acho que sempre se pode repensar e modificar uma ordem mais dura, o que não acontece com uma determinação vaga que varia e flutua, em diferentes situações. E, o que considero muito importante, as crianças precisam sentir que existem regras, e também pessoas suficientemente fortes para fazer cumprir estas regras. Isso faz com que fiquem, entre outras coisas, com uma sensação de segurança muito maior.

Quantas regras! – falou um de meus filhos.

– Talvez elas sejam, realmente, numerosas, respondi; mas são necessárias na medida em que as crianças estão sempre, no fundo, pedindo limites, balizas que norteiem seu comportamento. Solicitam também que os pais demonstrem segurança. E pedem que eles comprovem o amor que está implícito no ato de cuidar delas. É complicado estabelecer limites e também mostrar as responsabilidades e os direitos de cada pessoa – eu ainda ponderei.

Acho realmente difícil saber os limites, numa sociedade em que os valores mudam constantemente – completei.

Mas – meu filho menor disse –, agora vejo como foi importante para nós vocês serem pais disciplinadores e dizerem "não" em muitas situações, embora na época eu não gostasse. Agora percebo que pais muito permissivos podem criar crianças folgadas, mal-educadas.

Perguntei, separadamente, a meus filhos o que achavam da sua educação, que eu qualificava de rígida. As respostas me surpreenderam: os três, com quem conversei individualmente, não achavam que tinham tido uma educação rígida, e consideravam que eles deveriam servir como um exemplo para os primos menores, para que estes não se tornassem jovens "bagunceiros".

A conquista da sexualidade

— E a educação sexual? Você também se preocupou com a maneira de falar conosco sobre sexo? — quis saber minha filha, interessada nesse assunto.

Falei de minha experiência com eles, primeiramente sobre suas perguntas a respeito da sexualidade. Eu não me adiantava às suas questões, esperava que eles manifestassem sua curiosidade. Respondia por etapas ou fases, começando pelas mais simples; e a conversa, em geral, girava em torno das questões mais ingênuas, das perguntas mais primárias. Essas explicações, embora simples, já eram o que bastava, porque o que me parecia ingênuo, já era bastante complicado para eles.

— Quando meu filho mais velho vinha se aproximando de mim, devagarzinho, após o almoço, na hora do descanso geral, eu já adivinhava que aí vinham questões sobre sexo: eram questões sobre assuntos que ele não estava entendendo e queria um auxílio, uma explicação mais clara. E eu o auxiliava no que me era possível. Muitas vezes, as questões eram banais e o que ele queria saber não era complicado; mas, em outras vezes, as questões eram bem mais específicas, e eu tentava ser a mais clara e objetiva possível. Às vezes, ele se espantava com as respostas, mas acho que o sexo, na idade que ele tinha (por volta de seis anos), devia parecer espantoso mesmo. Assim, algumas respostas eram simples, e outras mais chocantes, conforme o assunto e a idade do meu filho. E, eu imagino que ele se informava comigo, mas também com seus amigos.

Acho necessário, mas difícil, para os adultos, falar com as crianças a respeito dos sentimentos e das sensações ligados ao sexo, quando elas os solicitam. Mas considero mais difícil, ainda, conversar com uma criança mais velha ou pré-adolescente; é mais complicado porque, ao falar sobre sexo, é natural que abordemos também as sensações físicas e os sentimentos e sensações que são experimentados no beijo, nas carícias e no ato sexual. Mas é um assunto do qual não se pode fugir.

Os meus outros dois filhos, por não serem o primogênito (ou primeira cobaia), tiveram uma explicação sobre sexo mais relaxada; e conversavam não só comigo, mas também com os irmãos e com os amigos. Percebi que as perguntas não me deixavam inibida ou sem-graça porque, em cada momento, exigiam uma resposta simples e adequada àquela fase de seu desenvolvimento.

Aprendi, também, em minha vivência pessoal, e com pessoas mais experientes do que eu, que não precisava ficar assustada se percebia uma curiosidade sexual explícita entre duas crianças; porém, eu tinha consciência dos danos psíquicos e físicos de um contato sexual entre uma criança e um adulto.

O interesse dos jovens e das crianças em relação ao tema da sexualidade, no entanto, é algo que deve ser visto como esperado e saudável, exceto quando é muito intenso e repetitivo; se o interesse pelo sexo é, aparentemente, inexistente, também devemos nos preocupar, e procurar a ajuda de um especialista.

Lembro que minha mãe não me deu explicação alguma sobre menstruação e sexo em geral, o que era comum nos anos 50 e 60; minha irmã, dois anos mais velha, e algumas amigas cuidaram de me ensinar. Mas eram noções confusas e amedrontadoras.

Hoje, algumas crianças são mais informadas do que alguns adultos; a televisão, o cinema, a internet, e outros meios de comunicação (inclusive as conversas das próprias crianças) se incumbem de mostrar o sexo em todas as suas manifestações. Qual será a maneira menos prejudicial de entrar em contato com a sexualidade?

– Lembro, também, que minha filha não quis dormir no quarto que lhe foi preparado quando tinha mais ou menos cinco anos de idade. Recusava-se a aceitar que era diferente dos outros. Os três, até ela ter cerca de cinco anos, dormiam no mesmo quarto, conversavam muito antes de dormir, contavam e discutiam os acontecimentos do dia; riam muito e eu percebia que minha filha não queria perder esse momento de intimidade e amizade entre os irmãos. Falei, então, que as duas camas ficariam preparadas nos dois quartos, e que ela poderia dormir onde quisesse, quando quisesse.

– Hoje em dia, minha filha diz que foi criada como um menino, e acho que, em parte, tem razão; muitas roupas eram passadas do irmão mais velho para ela e dela para o menor; e quem cortava o seu cabelo era o barbeiro de seus irmãos. Levava sempre juntos meus três filhos a compras, festinhas e outras atividades. Mas eu comprava também alguns vestidos cor-de-rosa para ela, e aos sete anos levei-a para uma cabeleireira que penteava e cortava o meu cabelo, para cortar o dela. Às vezes, por uma questão de comodidade, nós tomamos algumas atitudes que podem ter conseqüências que não imaginamos.

– Ela não entendia porque era diferente dos outros irmãos, até que uma tarde me perguntou quando o seu pipi ia crescer. Falei que nunca, e expliquei que ela era uma menina, diferente dos meninos, em relação ao pipi e em relação a muitas outras coisas, para o bem e para o mal; e, que ela iria perceber essas diferenças para o bem e para o mal, à medida que crescesse e tivesse outras experiências.

– Depois dessa conversa, você foi, aos poucos, se dando conta de que era uma mulher, de que era diferente dos irmãos, com todas as vantagens e desvantagens que isso traz; e passou a dormir em seu próprio quarto, embora fosse, em algumas noites, "bater um papinho" com os meninos.

O desabrochar da sexualidade, na pré-adolescência, é algo que vai acontecendo natural e espontaneamente nas crianças, embora pareça rápido demais para pais pouco atentos a mudanças em seus filhos. Em pouco tempo, as crianças vão tornando-se quase adultos, com corpos e feições diferentes de quando eram crianças, e interesses, atitudes e olhares voltados para os jovens do sexo oposto. É importante acompanhar essas mudanças, sem fazer de conta que elas não existem; responder às dúvidas, conversar sobre elas com os jovens, tecer comentários e mostrar que as transformações são normais. E, se for preciso, falar sobre a masturbação como algo normal e esperado na adolescência e pré-adolescência.

Acho importante, também, ficar muito atento às rápidas mudanças que ocorrem na sociedade atual em relação aos hábitos e costumes ligados à sexualidade. As maneiras de ver o relacionamento heterossexual e o homossexual também se modificam rapidamente, e nós, os mais velhos, corremos o risco de julgar os acontecimentos atuais usando os valores de um tempo que já passou. Fico pensando que, se os mais velhos não se informarem sobre as idéias contemporâneas, conversando com outros pais e com os próprios filhos, lendo, atualizando-se de diversas maneiras, não poderão acompanhar os hábitos e costumes mais recentes, entrando em conflitos com seus filhos e com a sociedade.

Quando meus filhos saíam à noite com os amigos, eu costumava falar: "Juízo, mas não muito"; porque sabia que a minha concepção sobre "juízo" e sobre o "comportamento esperado" era diferente da noção deles sobre esses mesmos termos. Sabia que eles iriam, e que vão também hoje, resolver o local das "baladas" depois de sair, mudar de itinerário algumas vezes, decidindo, no momento, com os amigos, através de várias conversas ao telefone celular, qual será o programa daquela noite. Bem diferente do meu tempo de moça, quando a programação era mais definida e as mulheres tinham saídas noturnas bem mais restritas. E assim, hoje tento não ficar muito ansiosa até eles voltarem; agora, que são adultos, decidem aonde, quando e com quem querem sair, e não adianta ficar esperando acordada, aflita.

Além disso, esta é uma juventude muito diferente da minha e daquela dos anos 70, quanto aos hábitos e costumes, com idéias mais abertas sobre a vida em geral, e sobre o sexo. Penso que esta geração conquistou uma posição mais sadia e realista em relação ao relacionamento social e sexual, à comunicação e a outras questões vitais da humanidade; e sinto que existe uma diferença maior principalmente no comportamento das mulheres, que são bem mais independentes do que as de gerações anteriores.

O tabu da virgindade feminina conserva-se somente em alguns grupos sociais mais rígidos, quando então vem acompanhado de regras mais restritivas em relação ao comportamento social em geral. O conceito de "ficar" muda constantemente, e significa desde um simples beijo a uma relação sexual completa, de acordo com a idade e com o grupo social ao qual o jovem pertence.

Já comentei neste texto sobre a existência, na atualidade, de diferentes tipos de agrupamentos familiares: casais separados, recasados, casais homossexuais, mães que trabalham em tempo integral e/ou pais que fazem as tarefas domésticas, famílias uniparentais, famílias muito liberais e liberadas, e até algumas famílias de pensamento tradicional. São diversos os aspectos das questões de família, gênero e casal, com os quais precisamos aprender a conviver, e que exigem que tenhamos uma postura própria e flexível em relação às inúmeras situações criadas pelas diferentes configurações familiares.

— Acho complicada a questão da sexualidade em geral, mas percebo que a sociedade está caminhando em direção a uma compreensão maior de seus inúmeros aspectos, falou minha filha. E vejo, também, o quanto já se progrediu em direção a uma postura mais aberta e menos preconceituosa.

Alegria

No dia seguinte, continuamos a conversa. Era um domingo, após o almoço, e o meu marido estava conosco. Comecei a falar:

– O que foi ficando evidente para mim, ao escrever o início deste livro, e ao falar com vocês, foi a importância do sentimento da "alegria" na vida. O tema da alegria está presente em todos os itens deste texto; ele aparece em todos os momentos, embora não seja sempre explicitado. E penso que, mesmo que as pessoas se percam na condução de alguma situação complicada, o mais importante é que, tanto os pais quanto os filhos, saibam encarar o momento com lucidez e bom humor, considerando que não dá para acertar sempre.

– A maior parte das lembranças que tenho da infância de vocês é de muita brincadeira, muita conversa e momentos preciosos de felicidade. Eu realmente gostava de cuidar de vocês, e hoje sinto falta daqueles dias de trabalho recompensador. Acho que sentir e mostrar que quem cuida de vocês está feliz é a melhor maneira de torná-los felizes. A alegria se confunde com o amor; é uma forma de amar, mostrando que somos felizes por estarmos perto de quem amamos.

– A vida não era sempre perfeita. Havia momentos em que vocês, quando bebês, choravam muito; principalmente você, o mais velho, se agitava e chorava bastante, em momentos em que eu ainda não sabia decifrar as mensagens que você tentava transmitir através daquele choro, ou através de outras manifestações. Às vezes eu ficava irritada, principalmente nos momentos em que estava muito cansada, ou naquelas ocasiões em que eu não conseguia mesmo entender a mensagem que vocês estavam enviando. Certa noite, em que você, meu filho (mais velho), chorava bastante, atrapalhando o meu sono, perdi a paciência e chacoalhei o berço – mas percebi que de nada adiantava, aquele gesto se voltava contra mim mesma, pois você começou a chorar ainda mais.

– Aliás, os bebês choram porque estão sujos, ou com fome, ou precisam arrotar. Devemos pesquisar se têm alguma dor, somente se essas condições já foram atendidas, e eles continuam chorando.

– Gostaria, como quase todas as mães, que vocês fossem boas pessoas, inteligentes e bons atletas; mas, principalmente, gostaria que fossem úteis a si mesmos e à sociedade, e muito felizes. Da mesma maneira em que eu estava contente por tê-los, pretendia fazer o possível para torná-los felizes também).

– Em algumas situações, queria que vocês "brilhassem", fizessem alguma coisa muito boa, para ficarem em evidência, pois eu, a mãe, também ficaria em destaque, orgulhosa com o "sucesso" dos filhos. Mas, quando me dava conta disso, não os pressionava mais, e esperava que vocês atuassem da forma que queriam e podiam, sem os atos grandiosos, que, talvez, nem fossem a pretensão de vocês, mas sim o meu desejo. Mas, não adianta planejar a vida dos filhos, e, aliás, nem a nossa.

– Seu pai acrescentou que, para ele, também eram muito alegres os momentos em que ele estava com os filhos, simplesmente observando-os e cuidando deles, quando eram bebês, ou brincando e conversando, quando já eram crianças maiores.

Lembro de um torneio de natação, em que eu queria, por toda a lei, que meu filho mais velho participasse da competição em seu grupo de idade; e insisti muito para que o professor o inscrevesse no torneio. Eu tinha a certeza de que ele iria ganhar. Desisti de colocá-lo na competição no momento em que o professor deu-me uma noção da realidade, dizendo que poderia inscrevê-lo, mas que o menino não ia gostar de chegar em último lugar. Percebi que eu estava querendo me realizar através do esporte, no meu filho.

Isso acontece muitas vezes, com praticamente todo mundo; aquela pessoa que queria muito ser capaz de fazer algo, e não conseguiu, devido à sua própria dificuldade, ou porque não tinha uma situação facilitadora, se empenha agora para que seu filho consiga este algo de forma brilhante. E o filho passa a ser sentido pela mãe/pai como parte do "si mesmo" do genitor. Mas cada pessoa constrói a sua própria vida e tem seus próprios desejos e possibilidades; não se pode querer que o filho seja a realização dos anseios da mãe ou do pai. Isto é muito importante, mas difícil de conseguir, na maioria das situações; é bastante comum que os pais procurem se realizar através dos filhos, em uma carreira profissional, artística ou esportiva, ou num casamento programado, conveniente. Os filhos sofrem então uma pressão muito grande, sentem-se usados e desconsiderados e não entendem o que está acontecendo com eles.

Procurei cercar meus filhos de outras situações que, no meu entender, pareciam ser adequadas e felizes;

pesquisei muito uma escola "contente", porque nela eles passariam boa parte do seu dia. Achei uma escola perto de casa, o que não os obrigaria a fazer longas viagens para se deslocar pela cidade; uma instituição que tinha uma boa orientação pedagógica, e era principalmente humana, calorosa. A apresentação de música, por exemplo, era particularmente descontraída e alegre, levando-me a imaginar que as aulas também eram assim. Percebia que meus filhos gostavam de ir à escola, que era vista como um lugar de muitos amigos e brincadeiras. Diziam que a única coisa ruim da escola era ter que acordar cedo.

A escola do primeiro grau foi pesquisada e escolhida por mim, e deixei que eles, por já terem idade para isso, escolhessem a de segundo grau. Mas acho que eles ainda escolheram influenciados por mim, pois eu queria uma outra determinada escola de boa orientação pedagógica e humana, mas que fosse maior do que a primeira, fazendo assim uma transição para a faculdade; e eles escolheram aquela que era do meu gosto. Não sei precisar o quanto eu interferi em muitas escolhas deles, mas acho que eles tiveram, nesse caso da escolha da escola, uma influência grande da minha forma de pensar.

Nos esportes, em geral, a "competição" estava sempre presente. Eu os havia colocado em uma escola que me parecia não ser competitiva, imaginando, ingenuamente, que esta situação – a competitividade – não apareceria em seu caminho. Mas a vida vai se mostrando diferente do que, ingenuamente, planejamos para nossos filhos. A competição e a concorrência são aspectos muito claros em todos os esportes, e também na vida em geral; fui aprendendo a aceitá-la e mostrá-la sempre para meus filhos, sem incentivá-los desnecessariamente.

Vejo que muitos parentes, principalmente os avós, ficam com pena da criança pequena, quando os pais resolvem que ela vá à escola ou creche, em vez de ficar em casa. Mas a maioria das escolas hoje não são chatas como eram há alguns anos, e não podemos nos basear em nossa antiga experiência. Em geral, as escolas atuais são mais flexíveis, cuidam da parte emocional da criança, e os temas de estudo são apresentados de forma interessante.

Nos primeiros anos, e principalmente na creche ou na escola maternal, há uma ênfase no aprender a brincar e se sociabilizar. A creche, atualmente, é uma boa opção para a mãe que precisa trabalhar, e não pode ou não quer deixar a criança em casa, mal assistida. Mas, a escolinha que escolhemos para nossos filhos precisa ser sempre bem pesquisada. Na época em que meus filhos eram pequenos, não havia ainda muitas creches razoáveis, mas eles foram para a escola maternal com aproximadamente dois anos, e, embora às vezes choramingassem na chegada, pareciam bastante felizes, na hora em que eu ia buscá-los.

Tive a sorte de encontrar uma moça que me ajudou a criá-los. Era uma babá-arrumadeira, que não os abafava, não os tornava dependentes dela e não os infantilizava; e, também, não ameaçava tomar o meu lugar, exagerando nos seus carinhos. Percebi que era uma criatura de confiança; uma pessoa que, ela contou-me depois, tinha sofrido muito. Mas eu tinha tido ótimas referências dela com sua patroa anterior. Cuidei, então, de suas dores físicas e psíquicas, e ela cuidou dos meus filhos com carinho, dedicação e inteligência. Era importante que ela tivesse outra atividade (arrumar os quartos), para não se transformar em alguém indispensável para as crianças, com muito tempo para fazer tudo que eles desejassem.

Eu a tratava como uma pessoa da família, porque sentia que a sua presença e o seu papel eram muito importantes. Às vezes ela ficava emburrada e era difícil conversar; então esperava até que ela melhorasse, ficasse mais alegre, para depois dialogar com ela.

Imagino o quanto é difícil e sofrido ser alguém com tantas dores e amarguras na vida, como em geral são as nossas empregadas domésticas, e ainda assim ser uma pessoa bem-humorada. Mas ela sabia — e sabe — ser alegre com meus filhos, desde que nasceram até hoje.

Aprendi, também, com ela, a ser menos preocupada com limpeza: na hora do almoço, as crianças comiam sozinhas: as comidas voavam, iam para o chão, caíam nas roupas, mas meus filhos continuavam com a colher ou o garfo na mão, alimentando-se de forma caótica, mas independente. O chão e as roupas depois eram limpos e lavados, e tudo voltava ao seu lugar.

> É importante que os adultos tenham, também, senso de humor e a possibilidade de entender as situações complicadas como tendo também um lado cômico; tudo isto fazia parte de uma maneira mais leve de ver a vida, especialmente nas situações em que as principais envolvidas são as crianças.

Nunca havia pensado na alegria sob este aspecto, como algo primordial na vida de uma criança – disse meu filho mais velho.

Autoconhecimento e transparência

Em outro dia, conversamos, toda a família, sobre a importância do autoconhecimento em todas as situações de vida, e principalmente no relacionamento com crianças. Eu disse acreditar ser muito bom, antes de educar um filho, que as pessoas tivessem a oportunidade de se conhecer, de conversar sistematicamente com um terapeuta ou um grande e bom amigo – o que as faria pensar sobre prioridades e escolhas na vida, e também as faria mais generosas, menos agressivas ou tímidas, ficando, enfim, com maiores possibilidades de relacionamentos adequados.

– É indispensável, no meu modo de ver, refletir muito, sozinho ou na companhia de uma outra pessoa, para que possamos conhecer nossas motivações e nossa visão de mundo; na maior parte das vezes não temos uma noção clara de nossos sentimentos, de nossos reais objetivos, e isso leva-nos a tomar atitudes impensadas que nos fazem sofrer.

– *Como você definiria a terapia? perguntou um de meus filhos.*

– Não existe uma terapia, mas diversas terapias; cada terapeuta segue uma teoria, na qual sua prática se baseia, e tem também a sua personalidade do terapeuta, a sua maneira própria de ser e de transmitir o que percebe e sente; a teoria fornece uma base e a pessoa do terapeuta imprime uma determinada forma pessoal ao tratamento.

– Se o terapeuta é um psicanalista, continuei, vai, com grande probabilidade, pesquisar, junto ao paciente, os significados inconscientes daquilo que a pessoa está dizendo ou transmitindo; se é um terapeuta sistêmico, tenta, dentro do grupo familiar ou qualquer outro grupo que se apresente na sessão terapêutica, entender, junto às pessoas presentes, os padrões relacionais daquele grupo de indivíduos, padrões estes que muitas vezes são seguidos em muitas situações da vida, embora não sejam notados, percebidos de forma clara, que podem estar causando algum transtorno.

– Existem muitas outras teorias e inúmeros terapeutas, e, portanto, diversas maneiras de tentar entender e ajudar o paciente. Eu tive uma sólida formação em psicanálise, e depois me aprofundei no estudo e prática da terapia sistêmica. Submeti-me a várias terapias de abordagem psicanalítica e a algumas terapias familiares sistêmicas e analíticas. Verifico, hoje em dia, que todas as escolas de terapia promovem um grande autoconhecimento, uma reflexão sobre a vida de cada um. É uma vivência difícil de transmitir e explicar por meio de palavras.

Considero o fato de fazer terapia uma benção, uma ocasião única de se ter alguém ao nosso lado, pensando conosco, ajudando-nos a resolver alguns problemas, auxiliando-nos a refletir sobre nossas ações. Os meus meninos tiveram esta oportunidade por um ano, quando cada um tinha mais ou menos seis anos; e acho que isso ajudou-os bastante.

O meu filho mais velho, quando tinha mais ou menos sete anos de idade, fez um ano de tratamento; eu percebia que ele era muito apegado a mim, e que isso o atrapalhava em seus relacionamentos. Era tímido e inibido. Melhorou, com a sua terapia, com muita rapidez.

O caçula, quando pequeno, era agitado, brincalhão e um pouco ansioso. Procuramos uma psicóloga que nos falou, entre outras coisas, que percebia, através do que contávamos, que nós costumávamos ter, em casa, conversas muito abertas sobre temas sexuais, e tínhamos também revistas para adultos; e ele, sendo o menor, estava entrando em contato com esses e outros assuntos cedo demais, quando não tinha ainda condições de entender, de elaborar o que nós conversávamos, e o que ele via. Aos seis anos de idade, fez alguns meses de terapia e nós também ficamos mais limitados em nossas conversas, tendo entendido o que estávamos fazendo. Em pouco tempo, o menino ficou mais calmo, mais controlado.

A minha filha só foi fazer terapia quando já era adulta, aos vinte anos, o que a auxiliou também a entender o seu mundo. Eu me recrimino por não ter lhe dado essa oportunidade quando era criança, no momento em que, seguramente, teria resolvido suas dificuldades em pouco tempo e de forma mais ágil. Mas todos diziam que ela não tinha problemas, era muito inteligente, e sem conflitos... Porém, a mãe é capaz de perceber quando a filha tem seu sofrimento, exatamente por ela fazer tudo tão certinho. Mas, infelizmente, naquele momento não tive a segurança de seguir a minha própria intuição.

– E isso tudo nos leva, também, à idéia de transparência. As crianças e os jovens vêem o mundo pelos olhos dos pais, da maneira como os pais o apresentam. Se nós falamos uma coisa e fazemos outra, a nossa incongruência logo aparece; não estamos sendo transparentes. Penso que a terapia é uma conversa transparente, pois tanto o paciente como o terapeuta têm a oportunidade de falar sem restrições, sem precisar se ligar a regras e convenções sociais. E penso que o fato de proporcionar terapia aos filhos faz parte também da transparência dos pais, porque demonstra que eles percebem, e deixam claro, que não sabem tudo, e que algumas coisas na sua forma de educar precisam ser revistas e trabalhadas por outra pessoa.

– A independência e também a responsabilidade eram primordiais na nossa vida, e eram atitudes reproduzidas por vocês; eram transmitidas por nós, os pais, através de nossas atitudes. E quase não percebíamos o quanto estávamos comunicando, praticamente sem falar.

– Os filhos são, em certa medida, cópias dos pais. Percebo, em muitas ocasiões, que alguns pais fazem verdadeiros discursos, falando como os filhos devem ser, que atitudes devem tomar, e em seguida fazem algo que desmente o que acabaram de comunicar. Esses discursos de alguns pais eram mais comuns nas décadas de 70 e anteriores.

> Há muitos pais que não querem que seus filhos se droguem, bebam, briguem ou fumem, mas eles mesmos (os adultos) bebem ou fumam, têm vícios, e os filhos acabam por repetir aquilo que vêem; se o pai/mãe bebe ou joga, o filho pode ter um outro vício, por exemplo: drogar-se, ter atitudes anti-sociais. Todos se tornam aderidos a um vício.
>
> Alguns pais são violentos, verbal ou fisicamente, e é isso o que os filhos aprendem. Há muita violência no mundo, na televisão, nos *games*, e na internet. Mas são cenas que influenciam menos os jovens do que a violência doméstica, pois esta é muito real e próxima.

– Acho estranho ver uma mãe beliscando o filho, e dizendo: "Vamos, cumprimente, dê um beijo na vovó!". Se a própria mãe cumprimentar a vovó efusivamente, tenho a certeza de que os filhos a observarão e farão o mesmo. O papel da mãe não é só ensinar habilidades sociais; ela deve transmitir, também, diversas outras coisas, como a sua segurança e o seu bem-querer.

Independência e liberdade

Em outro momento, conversamos mais. Coloquei algo que considerava muito importante na educação.

Falei que eu notava, assim como muitos amigos também percebiam e comentavam, que meus filhos pareciam à vontade tanto em situações novas como em conhecidas; além disso, faziam amizades facilmente, conversavam com crianças e adultos, e não se amedrontavam ou ficavam inibidos, no geral, em situações sociais novas ou frente a pessoas desconhecidas. Eram, portanto, independentes e seguros em suas ações, mesmo que as situações fossem desconhecidas.

Eu ficava perplexa frente a essa facilidade, pois tinha sido muito tímida e amedrontada, na idade deles, sendo ainda agora um tanto quieta, dependendo da situação. Pensei em um fator que poderia estar influindo nesta facilidade de comunicação: o pai tinha bastante facilidade para conversar com diversas pessoas. Nós dois, os pais, sempre escutávamos nossos filhos com respeito e seriedade, fazendo-os supor, portanto, que as outras pessoas também assim os ouviriam.

Disse aos meus filhos o que mais achava ter sido preponderante para que eles tivessem hoje essas posturas de liberdade, independência e segurança às quais os nossos conhecidos se referiam.

– Em geral, deixava-os à vontade, sem fazer as tarefas escolares por vocês, para que tivessem a certeza de que eram capazes, sem a sensação de impotência de alguém que precisa sempre de confirmações externas.

– Eu fazia o possível para que seus avós não interferissem negativamente na educação de vocês. Talvez, em algumas situações eles pudessem ajudar, mas o preço emocional dessa ajuda seria alto. Não que eles cobrassem abertamente, mas a minha independência e segurança (assim como a deles) estariam comprometidas se os deixasse me ajudar em situações simples. E a minha independência também era importante, na medida em que vocês se espelhavam em mim.

– Quando eu não estava presente, quando ia viajar, por exemplo, e vocês ficavam em casa, mas com uma das avós, eu não interferia, porque confiava nelas e achava que, embora elas fizessem diferente do que eu faria, estava bem feito, e vocês estariam bem cuidados. E, se tivéssemos alguma discussão, entre nós, a autoridade delas e a minha entrariam em choque, o que seria bem pior do que se apresentássemos atitudes diferentes. A vovó Albertina ficava na nossa casa muitas vezes, quando nós, os pais, íamos viajar; contava histórias antes de dormir, fazia um achocolatado delicioso para os netinhos e ensinava-os a rezar. Tenho a certeza de que não esquecerão nunca na vida esses momentos preciosos.

Na primeira vez em que tive uma oportunidade de viajar para o exterior, durante alguns dias, em um congresso médico com meu marido, fiquei com meu marido, uma grande dúvida, pensando se deveria me afastar de vocês. Mas uma amiga sábia disse-me que uma viagem iria me enriquecer muito como pessoa, e que eu seguramente transmitiria essa riqueza aos meus filhos. E assim aconteceu. Lembro hoje das viagens que fiz, o quanto aprendi ao vivê-las, o quanto me enriqueci e pude enriquecê-los, a independência que vocês conquistaram, e agradeço, sempre, às pessoas que me incentivaram a fazê-las.

> Em uma de minhas primeiras viagens ao exterior, visitei um Museu da Aeronáutica; meu filho mais velho era fanático por aviões e eu, sentindo que ele não estava tendo essa oportunidade de ver o que eu estava vendo, sentei num banco e comecei a chorar. Meu marido ficou sem graça, observando-me de longe; e brincou, dizendo que não ia ficar perto "porque os outros iam achar que ele estava me batendo". Hoje meu filho já visitou o Museu, e ficou muito impressionado com o que viu. E eu fiquei muito feliz que ele tivesse podido ver essa exibição.

— Percebo agora que nós fomos tratados de maneira a nos sentirmos capazes de agir sozinhos, sem o apoio de um adulto — falou meu filho mais velho. — Quando vocês viajavam, ou mesmo quando saíam de casa, às vezes eu ficava triste; mas percebo que vocês nos transmitiram muita confiança e certeza de que poderíamos fazer diversas coisas sozinhos, sem a ajuda dos mais velhos.

Confiança e respeito

– Hoje vou trazer dois assuntos que me são muito caros e especiais: confiança e respeito – comecei a falar em um dia em que estávamos todos reunidos.

– *Por que você uniu esses dois temas? – perguntou um dos meus filhos.*

Respondi que é porque os acho complementares. Se uma criança é respeitada, se tem uma boa imagem de si mesma, ela terá confiança para realizar tarefas, tanto novas como conhecidas, e coragem de se aproximar dos outros com firmeza e respeito.

– De acordo com os conhecimentos atuais na psicologia, e também lembrando conceitos bastante remotos, dos sábios e filósofos antigos, sabemos que a pessoa vai se construindo na relação com os outros, vai se moldando a partir de suas conversações com as pessoas significativas. "As palavras não são inocentes" – dizia Tom Andersen[4], terapeuta sistêmico americano, no título de um artigo. "Buscamos as palavras para encontrar o pensamento." Assim, se uma criança só escuta e fala de si mesma como sendo calma, inteligente ou estudiosa, será dessa maneira. Se, ao contrário, ouve a respeito de si mesma que é uma pessoa agitada, de relacionamento difícil, assim se apresentará sempre. Isto é tão claro, que se os pais a qualificarem como burra, por exemplo, essa pessoa terá certeza de que não é inteligente, agirá de forma a comprovar esta opinião, e os outros tenderão a vê-la como burra.

[4] Andersen, Tom - *Revista Nova perspectiva sistêmica* - A linguagem não é inocente. T. Nov. 1995, ano IV, n° 7.

– Assim, se a criança conviveu com adultos significativos, os quais mostraram confiança nela, e trataram-na com bastante respeito e amor, ela se sentirá confiante em si mesma, e tenderá a ser segura de suas qualidades, levando, novamente, os mais velhos a enxergarem nela uma pessoa com muitos atributos positivos, e assim por diante, num verdadeiro círculo vicioso.

– Essa confiança e certeza dos pais de que seus filhos são bons é como uma idéia que se realiza, uma "profecia" que se cumpre. Se, ao contrário, os pais falam e acham que uma criança é "de morte", muito agitada, hiperativa, ela vai se comportar assim, "vestir o capuz" que lhe derem. Se acharem que é "insegura", ela se convencerá de que os adultos têm razão. Às vezes, alguns pais, sem perceber o quanto estão prejudicando o filho, dizem: "Você, com a sua insegurança, não vai conseguir realizar essa tarefa". E a criança não consegue mesmo. Ou os adultos podem sentir e falar: "Também você, do jeito que é, não vai conseguir nunca fazer..." e a criança imagina uma série de aspectos ruins que devem ser seus, e que a impedem de fazer algo que é considerado bom.

— Eu costumava sempre elogiar meus filhos; dificilmente dizia algo negativo. Não conhecia, na época, essa idéia da "profecia que se auto-cumpre", mas observava que meus filhos ficavam tão felizes ao serem elogiados (e eu em elogiá-los), que sempre exaltava suas qualidades e não suas falhas. Elogiar, principalmente em uma situação de difícil solução, é uma forma de respeito pelas possibilidades de cada um. E é também uma forma de fazê-los sentirem-se fortes e melhorar a sua auto-estima em um contexto atual de muitas dificuldades e alta competitividade; os jovens (e os adultos) precisam ser incentivados sempre.

– Acho que foi bom para toda a família que nós, os pais, pudésse-mos ver cada um de vocês três na sua especificidade, com suas qualidades e defeitos, sem imaginar que deveriam seguir um roteiro predetermina-do, e podendo valorizar cada aspecto de sua personalidade.

– Repare que eu deixei um aspecto que considero importantíssimo na educação para ser comentado em último lugar; isso nos leva a pensar que todos esses itens são, para mim, igualmente importantes, e que, em última análise, todos se inter-relacionam.

Percebo que esta imagem da "profecia que se auto-realiza" é uma das idéias centrais na educação, um conceito que não deve ser esquecido pelos pais, porque, de certa maneira, determina a forma com que a criança vai se sentir e se apresentar na vida.

Precisamos enfatizar, porém, que são muito importantes, também, as características pessoais de cada criança, sua personalidade intrínseca. E não só a maneira como é tratada pelos adultos significativos, como também suas características pessoais internas, ajudam a determinar em que medida cada criança vai ser de uma determinada forma ou de outra.

Nunca me esqueço de uma auto-avaliação que meu filho mais velho fez na escola, quando tinha mais ou menos sete anos: "Eu sempre faço as lições de casa, arrumo meu material no lugar, como meu lanche sem fazer bagunça, não falo muito na aula, presto atenção na professora; acho que eu sou bom". Considero muito positivo ter esse conceito de si mesmo, quando ainda se tem sete anos. Durante a vida, é esta a imagem que carregará de si mesmo. E essa imagem provém de uma certeza que lhe foi dada a seu respeito, desde pequeno, em casa, e possivelmente na escola, de que ele era bom.

Falei, em outro capítulo, que não gostava quando alguém comparava meus filhos entre si ou com outros. Isso, às vezes, acontecia na escola ou em outro lugar, e eu não acho que essa seja uma forma respeitosa de vê-los. Quando o menor tinha cerca de seis anos, uma professora chamou-o no primeiro dia de aula e disse que ele não tinha trazido os cadernos e livros em ordem; e, acrescentou: "Justo você! Nem parece irmão de fulano e cicrana!". Esta frase chegou aos meus ouvidos, e eu não gostei. Fui dizer isso à professora, acrescentando que nós chegáramos de viagem no dia anterior, e que ele (e eu também) não tínhamos tido tempo de organizar o material escolar; e que não via sentido nesta comparação. Os mais velhos também não tinham organizado seu material escolar, mas, ainda bem, não ouviram um comentário desabonador.

Certo dia, não me lembro em que situação, meu caçula me perguntou, ansioso: "Se você já tinha dois filhos perfeitos, por que quis me fazer nascer?" Fiquei perplexa. Não entendi a sua dúvida, mesmo porque não sabia de onde vinha essa idéia de que os mais velhos eram "perfeitos", e de que ele era incompleto. Disse que tinham feito um teste de inteligência, e que os irmãos eram muito bons, e ele era ruim. Falei que ele tinha muitas qualidades, e que, no meu entender, ele também era muito bom; e que eu não tinha filhos para que fossem perfeitos, mas sim queria ter muitos filhos felizes. Com o passar dos tempos, fui confirmando para mim mesma que ele era realmente diferente dos mais velhos: estudava só o necessário para passar de ano, era falador, expansivo e perspicaz. Seus irmãos mais velhos eram mais centrados, estudiosos e tranqüilos, cada um à sua maneira.

Depois, ele me contou, rindo, que tinha me passado um trote, e que a escola não havia feito nenhum teste de inteligência; ele só queria saber qual seria a minha reação.

Quando meu marido era chamado numa emergência médica, na hora do jantar, os dois maiores ficavam orgulhosos ao ver que o pai era requisitado pelas pessoas que estavam doentes, mas o menor dizia que nunca iria ser médico, queria jantar em paz e ser sempre feliz. Era realmente diferente dos outros e se percebia assim. Os dois mais velhos hoje são médicos, e o terceiro é engenheiro; os três já sabiam, desde pequenos, do que gostavam e, mais ou menos, qual seria sua profissão.

Os outros dois também eram diferentes um do outro, embora mais semelhantes entre si. O menino mais velho era um típico primogênito, responsável, observador e calado, e a menina era sensível, extrovertida e estudiosa. Mas não achei necessário, em nenhum momento, falar sobre essas diferenças, já que os três para mim eram completos, diferentes entre si, mas, na minha opinião, perfeitos.

Um aspecto que considero muito importante é que, na maior parte das vezes, não é tranqüilo para os pais perceberem que os filhos estão crescendo e se modificando; eram crianças, se transformam em adolescentes e depois em adultos.

E, apesar de ser difícil ver as crianças se transformando em adolescentes, é mais complicado ainda viver, pensar e escrever sobre a fase dos filhos adultos, quando os jovens se transformam mais ainda e nos damos conta de que "nossos filhos não são nossos filhos" (Gibran, poeta libanês do início do século XX). As nossas crianças de ontem transformam-se em adultos. A minha família ainda está imersa nesta fase, a mais conturbada dentre as que nós atravessamos. Algumas pessoas chamam este momento de "ninho vazio", porque o lar vai sendo deixado, os filhos se casam ou vão morar em outro espaço. Os jovens adultos adquirem independência, e o casal de pais, já provavelmente na meia-idade, precisa se adaptar à casa vazia e, às vezes, modificar seus planos de vida, para se encaixar à nova realidade.

Talvez devido ao fato de que as outras fases foram tão felizes e tranqüilas, não foi fácil para nós (meu marido e eu) percebermos e constatarmos a passagem dos filhos para a vida adulta, o que, teoricamente, seria desejável; de acordo com o que

O ninho vazio

líamos e observávamos, deveríamos esperar que os jovens fossem crescendo, modificando-se e libertando-se da família, e que nós sentíssemos isso como algo normal e desejado; deveríamos "libertar os pássaros", deixá-los voar sozinhos. Foi difícil, porém, do ponto de vista emocional, para nós, percebermos que não tínhamos mais crianças em casa, e que os nossos jovens tinham conhecimentos, opiniões e crenças pessoais, diferentes dos nossos, além de terem seus próprios projetos vida, que não nos incluíam necessariamente.

Precisamos, então, repensar e atualizar nossas idéias sobre a vida em família, no momento em que os filhos tornaram-se adultos, para podermos agir de forma mais flexível, e atuar de uma maneira adequada ao nosso momento de vida. Procuramos o auxílio de um terapeuta familiar para nos ajudar a atravessar esta fase difícil, o que nos foi bastante útil.

Poesia

E, embora a poesia de Gibran[5], "Sobre os filhos" esteja sempre presente em meus pensamentos, sinto que o entendimento pleno de suas palavras sábias só se deu na vida vivida:

Vossos filhos não são vossos filhos.
São os filhos e as filhas da ânsia da vida por si mesma.
Vêm através de vós, mas não de vós.
E embora vivam convosco, não vos pertencem.
Podeis outorgar-lhes vosso amor, mas não vossos pensamentos,
Porque eles têm seus próprios pensamentos.
Podeis abrigar seus corpos, mas não suas almas;
Pois suas almas moram na mansão do amanhã,
Que vós não podeis visitar nem mesmo em sonho.
Podeis esforçar-vos por ser como eles,
mas não procureis fazê-los como vós,
Porque a vida não anda para trás e não se
demora com os dias passados.
Vós sois os arcos dos quais vossos filhos são
arremessados como flechas vivas.
O arqueiro mira o alvo na senda do infinito
e vos estica com toda a sua força
Para que suas flechas se projetem, rápidas e para longe.
Que vosso encurvamento na mão do arqueiro seja vossa alegria:
Pois assim como ele ama a flecha que voa,
Ama também o arco que permanece estável.

[5] Gibran, K. G. – *O Profeta* - Edição Mansour Challita – 1976 - Rio de Janeiro – Distribuição - Catavento – "Os filhos", pág 15.

Para escrever este livro, pensei bastante, refleti sobre o passado e o presente, e percebi que tinha aprendido muitas coisas ao viver o meu papel de mãe, de psicóloga e agora de escritora. Passo a apresentar, a seguir, alguns desses aprendizados.

Minhas escolhas

Ao fazer um balanço da minha vida, pude verificar não apenas que eu tinha feito boas escolhas, ao longo dos anos, mas pondero que também tive a possibilidade de fazer essas escolhas. Tive uma juventude com pouca liberdade de decisões e de mudanças, como era comum em alguns grupos sociais. Mas não me prendi a um homem muito cedo, e assim pude estudar, ler, viajar, ter vários relacionamentos sociais com pessoas diferentes umas das outras; e tudo isso me permitiu ter uma visão do mundo muito rica e pessoal.

Quando me casei, estava certa de que era o momento exato, em que não queria mais levar uma vida de solteira; estava pronta para ter meus filhos e me dedicar a eles. Isto, porém, não me impedia de continuar me informando, estudando e trabalhando, principalmente nos horários menos sobrecarregados pelo meu papel de mãe.

No momento em que meu filho menor fez dois anos, recomecei a estudar com mais afinco e a trabalhar com mais constância como psicóloga; mas fui retomando aos poucos o trabalho, primeiro só no horário da escola de meus filhos, em que eles não estavam em casa, e depois aumentando minhas horas de trabalho no consultório e no FAMILIAE.

Acho que fui uma pessoa privilegiada em não precisar dos proventos do meu trabalho para sustentar a minha família, e em ter escolhido uma profissão autônoma; tudo isso me permitiu nunca parar de estudar e trabalhar, em horários escolhidos por mim. Teria sido diferente, ou talvez melhor, se eu tivesse me dedicado mais à profissão? Não sei. Mas acho que o tempo em que me dediquei aos meus filhos foi bom para eles, e também me trouxe muita alegria.

A relação com meus filhos

Uma das muitas coisas que aprendi com as minhas crianças é que o primeiro filho sempre é mais difícil de educar do que os outros; e nós, os pais, não sabíamos muitas vezes como agir, fazíamos coisas inadequadas, principalmente protegendo-o demais. O mais velho ficou mais medroso, mais ligado à figura da mãe. Era alguém à quem podíamos nos dedicar mais, voltar a ele toda a nossa atenção; quando ele dormia, também podíamos dormir algumas vezes.

Porém, quando tivemos mais filhos, no momento em que um dormia, o outro estava acordado, queria atenção, e não podíamos descansar. Mas, os outros filhos, o caçula e a do meio, por serem menos vigiados e controlados, apresentaram menos problemas e nos causaram menos conflitos, porque estávamos menos tensos e preocupados com as nossas atitudes, e já tínhamos alguma experiência como pai/mãe.

Aprendi, também, ao observar as crianças em geral, que os filhos mais velhos, independentemente da cultura de sua família, partilham entre si suas experiências semelhantes e apresentam um comportamento típico de primogênito; é claro que, ao lado das semelhanças com os outros primogênitos, apresentam também traços de personalidade muito pessoais. Mas, em geral, são responsáveis, sérios e tímidos. Dentre os outros filhos, o caçula apresenta-se, em geral, mais expansivo e mais alegre; os do meio têm um comportamento mais variado, e tentam chamar muito a atenção dos pais, porque se sentem menos observados e queridos, o que não é verdade. Os filhos únicos que conheço têm, em geral, dificuldade de relacionamento e são muito exigentes consigo e com os outros;

no fundo, ressentem-se muito de não ter um irmão, um companheiro. Assim, resumindo, observei, e tive confirmação teórica e prática, de que as crianças que ocupam um lugar semelhante nas respectivas famílias tendem a ter uma personalidade parecida: os amigos se agrupam, em geral, conforme a ordem de nascimento, conversando entre si a respeito de seu lugar na família, e trocando experiências sobre sua vida e sobre a maneira de resolver alguns problemas típicos de sua posição entre os irmãos.

Como já escrevi, o "ninho vazio", em que a família se torna quando os filhos ficam adultos independentes, é extremamente solitário para os pais; vou repetir algumas idéias que para mim são extremamente importantes: os filhos tornam-se adultos, trabalham, ficam fora de casa o dia todo, têm "seus próprios pensamentos", suas amizades; saem de casa, têm um parceiro, casam-se, têm filhos. Formam novas famílias e se ligam aos pais de maneira diferente da que se ligavam quando estavam ainda no "ninho". E, o que me emocionou muito quando meus filhos se tornaram adultos foi perceber quão amigos, cuidadosos e conselheiros eles podem ser, em momentos complicados. Eles são um verdadeiro presente que a vida reserva aos pais cujo relacionamento com seus filhos é suficientemente aberto a novas configurações familiares. Os pais precisam ter uma boa dose de humildade para aceitar a nova hierarquia da família, em que os filhos são mais atualizados e cuja opinião precisa ser ouvida. Mas vale a pena!

Fiquei refletindo bastante, ao escrever este livro, sobre um aspecto da educação que considero extremamente importante: algumas mães e pais agem como se o intuito de educar um filho fosse somente fazê-lo aprender, de qualquer maneira, uma série de limites e normas de "boa conduta", "boa educação", e "respeito" pelos mais velhos.

Agem como se os filhos fossem incapazes de perceber como devem se comportar, na medida em que observam e imitam a conduta dos pais. E nesses casos que descrevi agora, em que os pais se tornam "professores", sua relação com suas crianças fica muito rígida, dura, difícil e sem trocas afetivas.

Mas, educar um filho é mais do que isso; além de amar muito suas crianças, além de viver de acordo com normas de conduta, e conduzir-se respeitando os limites familiares e culturais, os pais precisam ter flexibilidade e vontade de compartilhar com os filhos as alegrias e as dificuldades da vida. E, o que é muito importante, observei em alguns pais uma confiança, às vezes profunda, nas realizações dos filhos, o que leva as crianças a "cumprir a profecia" de que serão bons filhos e boas pessoas.

Existem vários grupos familiares mais abertos, mais descontraídos, em que os pais são pouco rígidos, menos exigentes, e as crianças têm a oportunidade de experimentar livremente os próprios valores; experimentam, também, as conseqüências de alguns erros, inevitáveis.

Mas, quando os pais, em geral devido à própria insegurança, acham que seu filho não será um bom estudante, ou uma criança feliz, mas que será agitado, indisciplinado, imaturo, ou hiperativo, a criança veste o "capuz" da incapacidade, e se torna um problema para si mesma e para os que a cercam. Suas dificuldades aumentarão com o passar do tempo, num círculo vicioso, em que suas condutas serão confirmações daquilo que lhe foi dito ou mostrado como "ruim".

Observamos que a influência dos pais, em todos esses casos, é relativa, sendo de grande importância, também, a carga genética das crianças. E, com todas essas influências, os jovens vão se sentir ou não aptos para enfrentar os desafios da vida.

A relação com meus pais

Preciso contar também que no momento em que eu tive meus filhos, a relação com meus pais mudou. Nesse momento, não sabia explicar o porquê, mas me sentia mais compreensiva com eles, mais afetiva e muito agradecida.

Só entendemos a postura dos próprios pais quando somos mãe/pai também. Eu amo meus filhos e quero cuidar deles da melhor forma possível; percebi que meus pais tinham sentido o mesmo amor por mim, embora com contornos diferentes, E passei a compreender suas ações e perdoar o que eu chamava de seus "defeitos". Antes de ser mãe eu não entendia algumas formas que eles encontravam de me amar e proteger. Depois que tive os meus filhos, comecei a amar meus pais quase sem restrições, e a me sentir muito próxima a eles. Sinto hoje uma grande falta da presença e dos conselhos deles.

E, à medida que pensei e escrevi essas reflexões, foi ficando mais claro e palpável para mim o sentimento da saudade, bem como a percepção da importância que meus pais tiveram em minha formação.

A relação com meu marido

Quando nossos filhos foram crescendo, tivemos que investir cada vez mais no nosso relacionamento, entender um ao outro, pois o "ninho ficara vazio", e nosso futuro dependia da nossa capacidade de nos entender e nos ajudar numa construção feita a dois. Os filhos, a quem nos tínhamos dedicado tanto, já tinham "voado" e eram adultos independentes; trabalhavam, tinham seus amigos, seus pensamentos e suas idéias próprias. Sentíamos que estávamos muito sozinhos, cada um em seu mundo; mas continuamos mantendo uma amizade e um relacionamento bom.

Neste momento, tivemos a compreensão, o cuidado e o apoio de nossos filhos; foram muitas conversas, muito carinho e uma quantidade de conselhos para dois adultos, já "coroas", que não sabiam como se relacionar numa situação nova, desconhecida: um casal, "sem" filhos. Posso afirmar que nossos filhos nos ajudaram bastante, orientando-nos e impedindo que nossa atitude fosse destrutiva.

E os netos?

Muitas amigas dizem-me que é mais gostoso ser avó do que ser mãe; não sei. Não tive ainda o gosto de ser avó. Elas dizem que o ninho vazio volta a ficar cheio e movimentado. Espero que meus filhos possam me dar essa alegria de ser avó em breve, e que eu possa dividir esta experiência com vocês.

impressão acabamento
rua 1822 n° 347
04216-000 são paulo sp
T 55 11 2914 1922
F 55 11 2063 4275
www.loyola.com.br